中国博士后科学基金第57批面上资助项目（项目编号：2015M572207）
湖北省中国特色社会主义理论研究中心中南民族大学研究基地资助

中医文化复兴之形而上学辩护

赵伟●著

中国社会科学出版社

图书在版编目（CIP）数据

中医文化复兴之形而上学辩护/赵伟著 . —北京：中国社会科学
出版社，2016.1
ISBN 978 - 7 - 5161 - 7588 - 0

Ⅰ.①中…　Ⅱ.①赵…　Ⅲ.①中医学—医学哲学　Ⅳ.①R2 - 02

中国版本图书馆 CIP 数据核字（2016）第 025458 号

出 版 人	赵剑英
责任编辑	刘晓红
特约编辑	杜志荣
责任校对	周晓东
责任印制	戴　宽

出　　版	中国社会科学出版社
社　　址	北京鼓楼西大街甲 158 号
邮　　编	100720
网　　址	http：//www.csspw.cn
发 行 部	010 - 84083685
门 市 部	010 - 84029450
经　　销	新华书店及其他书店

印　　刷	北京君升印刷有限公司
装　　订	廊坊市广阳区广增装订厂
版　　次	2016 年 1 月第 1 版
印　　次	2016 年 1 月第 1 次印刷

开　　本	710×1000　1/16
印　　张	13.5
插　　页	2
字　　数	236 千字
定　　价	56.00 元

前　言

"中医药是中华文化伟大复兴的先行者"①，而西学东渐以来，中医的合法地位开始受质疑。特别是近年来一些科学主义的激进分子甚至提出了"中医是伪科学"的命题，耸人听闻，混淆视听。另外，中医的辩护者们各自只是从某一个特定方面十分有限地作出辩护。

当前，西方主流医学界对于中医学的研究主要体现在其"替代医学与补充医学论（CAM）"［如 Nicola Robinson（2006）、Linda W. Engel and Stephen E.（2002）］与"整合医学论"［如吴雄志（2004）］相关医学思想当中。

从科学理论视角来分析，有学者以"物理主义"立场强调中医药理论缺乏可检验性，认为中医不具备科学的本质特征，完全属于"伪科学"的范畴，当予以废除。［如方舟子（2007）、张功耀（2006）］

从科学实践的视角对中医本性的研究，又有"实效性"学者依据"社会建构论"而强调中医药知识的"地方性"，不再从普遍意义上来探讨科学的标准。在这一意义上说，中医和西医一样，都只是民族医学的一种，凸显着"地方性"特质，同作为地方性知识存在。［如吴彤（2010，2008），吴彤、张妹艳（2008），连冬花（2007）］

更有学者从文化立场强调中医药治病的文化性，认为"中医是一种文化"。文化虽然多元，价值标准也各异，但应该"和而不同"。以西医的研究方法和理论标准来评判中医之是非，不能说是以科学的态度对待中医。［如张其成（2007）、冯珠娣等（2001）、杜治政

---

① 向佳：《习近平会见陈冯富珍：中医药是中华文化伟大复兴先行者》，《中国中医药报》2013 年 8 月 22 日。

（1995）、何裕民（1990）］

迄今为止，国内外学者对中医存废问题的讨论、对中医科学性问题的思考已经有了诸多阐述。然而，在这场争论中还存在如下问题：首先，关于中医药学本性的研究在西方缺少像其他"科学"的本性那样的深入探讨。其次，国内科技哲学学者对中医药学本性的探讨时常会有一些深刻而惊异的观点，表面上看，他们各自依据了不同的科学哲学理论，实际上他们各自的理论指出了不同的科学内涵。总体而言还缺乏对中医本性的系统研究。

笔者认为，出现上述问题的根本原因是对中医药本性的分析缺少深度，对中医本性的研究应该把科学哲学、逻辑方法论与社会历史和文化因素辩证地整合起来。

在上述背景下，本书能够深层次地从学理上辨明真理，消解当前人们心目中的一个极大的困惑。因此，既有相当的理论价值又有非常深刻的现实意义。

笔者认为，可以以中医药文化助推民族复兴，中医药是中华文化复兴的先行者。习近平总书记近期发表了一系列讲话，强调了对于中国传统文化的重视，从普通理论工作者的角度来看，无论是中国梦的实现动力还是中国梦的重要目标，都离不开中国优秀传统文化。

本书关于中医本性是什么的三位一体的形而上学研究，也弥补了我国学者目前没有能广泛系统地利用科学哲学的观点分析中医本性的研究缺陷，对中医学究竟是一门什么样的科学及中医理论体系的固有规律做出一个较清晰的分析，为中医科学共同体提供了一个明确的理性信念。

与此同时，中医本性研究对于挖掘、保护和发展中医药学具有重大意义。医药学是我国传统文化的宝藏，千百年来为中华民族健身养生、治病救人作出了巨大贡献。但时至今日传统中医药学已存在的许多不足日益显现，如何挖掘、保护和发展中医药学，是一项十分重要和艰巨的工作，制定有关政策的前提是必须对中医药学的本性有较为全面而准确的理解。

针对中医的研究现状与不足，本书在研究视角、学术观点等方面有所突破与创新。本书从新的视角把科学哲学、逻辑方法论与社会历史和文化因素辩证地整合起来，在国内第一次从广义科学哲学视角，即从理论、实践和文化三个视角系统揭示中医的本性。笔者认为，当今世界学术界对于科学本性的研究有三个典型的途径：经典科学哲学、非经典科学哲学（科学知识社会学、科学实践哲学）、科学文化哲学研究，它们从科学理论的本性、科学活动的社会实践性和科学文化的特性三方面构成了广义的科学本性研究的整体，但作为严格的学术史研究，还需进一步详细论证。面对现代科学技术社会，中国传统医药学的最根本问题并不是具体的概念的模糊性或个别的药方的可靠性，而是中国传统医药学中医一方面要追求一般科学理论和科学活动的属性，另一方面又深深沉浸着中国传统文化的特点。科学理论在实现它的预见和说明功能时综合使用演绎与可验证性高的归纳，而中国哲学与文化的显学主线是象思维，背后隐藏的是类比逻辑理性，中医药理论在实现它的预见和说明功能时具有很强的类比思维的特点。本书提出，阴阳二气对立统一关系是逻辑反对关系，阴阳的辩证统一关系整体上是非矛盾关系，但其中支命题是矛盾关系，这里包含对于中医辩证逻辑的非常重要的创新观点。

摘　要

自近代西学东渐以来，我国传统的中医药学的合法性地位就屡屡受到冲击，"废医论"此消彼长。在经过多次中医废存之争后，从学理上论证中医存在的"合法性"和合理性至关重要。笔者认为，评价中医合理性的前提是必须对中医药的本性有较为全面而准确的理解，这也是将来如何进一步挖掘、保护和发展中医药学的关键所在。中医本性研究很复杂，本书试图以一种新的视角尝试给中医本性一个更全面的解释，为制定科学合理的振兴中医政策提供认识论和方法论支撑。本书在全面梳理国内外学者对于中医研究的基础上，指出当前学者对于中医本性的研究视角的偏差。当前对于中医的研究，应该系统地利用现代科学哲学资源，全面地揭示中医的科学本性。

通过对中医基本理论的特点和哲学基础的研究，我们认为中医学理论有很好的可理解性，但也具有弱的可靠性。造成这一现象的根本原因在于贯穿中医理论形成与发展始终的类比思维方法，我们需要辩证地看待类比思维在中医理论形成、发展过程中发挥的作用，既发挥其合理性一面，又加强其可靠性。

综观国内科学技术哲学界对于中医本性的研究主要集中于三个视角，即逻辑、社会历史和文化。从逻辑视角对于中医本性的研究主要是借助经典科学哲学的研究成果，经典科学哲学认为科学的本性就是科学理论的本性，它们关注的是科学的理论成果，依据物理科学，主张建立一种现代物理科学语言式的人工语言。在经典科学哲学看来，在科学中，理论与其他相比具有无上的地位。经典科学哲学坚持理论优位的思想，认为通过对理论的逻辑结构的分析论证及经验证实来确定理论的科学性。有的学者强调中医学理论缺乏逻辑的严谨性、明晰性和经验的可检验性。

社会历史视角对于中医本性研究主要是借助非经典科学哲学的理论来分析中医。集中于科学知识社会学和科学实践哲学从实践视角对于中医本性的新阐释，其强调中医的治疗实效和"地方性"；还有学者从文化立场强调中医药治病的文化性。

这三个研究视角依据不同的科学哲学理论，而实际上它们各自的理论指出的是不同的科学内涵。逻辑视角视科学为科学理论，因此科学的本性就是科学理论的本性；社会历史视角视科学为科学活动（或实践）；而文化视角视科学为整个人类文化的一个子类。对于中医的研究需要我们系统的应用三个视角的科学哲学资源，从三个层次全面说明中医本性。原因在于，就整个医学或者科学的发展而言，有的是理论，有的是实践，有的是文化，而医学具有三个方面的特性，是理论、实践和文化三位一体的。

笔者认为，科学哲学理论经过上百年的发展，其积累的理论与方法到了可以将中医学理论作系统分析的时候了。

关键词： 中医　经典科学哲学　科学知识社会学　地方性知识
文化

Abstract

Since the western learning was carried over from the west to China, the legitimacy status of the Traditional Chinses Medicine (TCM) was often under attack. After several time's dispute about the abolishment and reserve of TCM, it's important to argument the validity and the rationality of the TCM from the scientific principle's perspective. In my opiniom, the premise of a reasonable assessment of the TCM is that we must have a more comprehensive and accurate understanding of the nature of TCM, that is the keypoint about how to excavate, protect and develop TCM in the future. To this end, we need to carry out the metascience study of the TCM, to promoto the study of the philosophy and culture of the TCM, to provide a new perspective for the study of the nature of TCM, this can provide the epistemology and methodology support to establish the scientific and rational policy to re – energize the TCM. On the basis of a overall carding of the domestic and foreign scholars' study on the TCM, we point out that there was deviation on the study of the nature of TCM. We should utilize the resources of modern philosophy systematicly to reveal the nature of the TCM roundly.

By the researches on the characteristics of the basic theory of the TCM and its philosophy base, we believe that theory of TCM is much understandable, but it is weakly reliable. The fundamental reason for this is the TCM's analogical thinking, which runs through the formation and development of TCM, We need a dialectical view to the role what the analogical thinking played in the TCM, and we should play its rational side, to enhance its reliability.

Currently, the domestic study on the nature of TCM is focused on three perspectives, namely, logic, social history and culture. According to the logic perspevtive, the nature of science is the nature of the scientific theory, they concerned about the theory results of science, based on physical science, advocated to establish artificial linguistic like the modern physical science's language. On the view of the classical philosophy of science, the scientific theories are more supreme than any other things in science. The classical philosophy of science adheres to theory – dominated philosophy of science, which confirm the scientificity of theory through the analysis of the logic structure of theory and the experiences confirm. Some scholars have emphasized that the TCM's theory is lack of the rigor of logic, clarity, and testability of experience.

As to the social history perspective's TCM research is mainly in virtue of non – classical theory of philosophy of science. Focused on the sociology of scientific knowledge and the philosophy of scientific practices, which interpret the nature of TCM from the practical perspective, and which emphasizes the effectiveness of the treatment of TCM and its "lacal"; as well as some scholars emphasizes the cultute nature of TCM's treatment from the perspective of culture.

The three research perspective bases on different theory of philosophy of science, and in fact their own theory point out the different intension of science.

On logic perspective, the sicience been taken as scientific theory, so the nature of science is the nature of scientific theories; according to the social history perspective, the science is been regarded as scientific acticities (or practices); and from the perspective of culture, the science be treated as a sub – class of the whole human culture. But looking at the development of the whole medicine or the development of the whole science, some are theories, some are practices, some are cultures, and medicine is Trinitarian. On the researches, we should utilize the three perspective's resouces of philosophy of science; and should descript the nature of TCM fully from the three levels.

I believe, after hundred years' development, the theory of the philosophy of science could systematically analysize the theory of TCM on the basis of its accumulating theories and methods.

Key words: Traditonal Chinese Medicine Classical Philosophy of Science Sociology of Scientific Knowledge Local Knowledge Culture

目　　录

第一章 21世纪中医科学性的争论
再起及其历史与逻辑

    作为祖国医学瑰宝的中医学已有几千年的历史①，千百年来为中华民族健身养生治病救人作出了巨大贡献，它曾以自己独特的理论体系及卓越的疗效而备受推崇，深得世人的信任与尊重。然而，自近代以来，随着西学东渐的历程，当西方科学传入中国以后，被视为中国传统科学典型代表、在中国流传了几千年的中医学的合法性地位开始饱受争议和挑战。民国以后，中医的地位日渐式微，步入命运多舛、困境重重的尴尬境地，以至于到今天，中医一方面为解除国人的疾病作出了不可否认的贡献，另一方面中医还要承受"中医不科学"、"取消中医"的责难。这种极不正常的状况引起了更多有识之士对于中医的关注，更多的关注是否能"逼"出反映中医本性的求真之作呢？这也是本书写作的社会历史背景。

第一节 中医废存之争的历史过程

    中西医争论问题在近代医学史研究中是至关重要的论题。近代，西方医学全面登陆中国，逐渐赢得了广泛的社会认同，并在中国扎下根来，形成了特有的医学格局，并慢慢树立了中西医对立的前提。废止中医之论始发于清末民间，构成废除思想之滥觞，民国初期废医论

---

    ①　一般而言，中国的传统医药由中医学、民族医学和民间草医草药三部分组成。由于在漫长的历史时期内，汉族一直是中华民族的强势群体，汉文化也就成为中国社会的强势文化，中医学便构成中国社会的主流医学，更由于中医学至今仍具有很高的学术价值，它无疑是中国传统医药的当然代表。故而，我们将以中医学为主要话语目标。

者渐多，从俞樾有感而发"愤然"而议废医，到余云岫的全面"废止中医议案"，废止中医思潮此起彼伏。本节拟从近代中西医论争方面寻求理论与史实依据。有鉴于此，笔者拟对近年来我国大陆学界在近代中西医论争问题研究的相关成果予以简要梳理，且提出研究中的一些问题与不足，以推动近代中西医论争研究的进一步深化。

一 张功耀教授引发的 21 世纪中医废止的争论

进入 21 世纪，随着社会的发展和科技进步，关于中医药是否应该继续存在和发展下去的中医存废之争再起波澜。2006 年 4 月，从事科学技术哲学研究的中南大学张功耀教授的一篇学术论文《告别中医中药》引发了新一轮中医存废之争。文章给出了废除中医药的四个方面的理由："从文化进步的角度看，中医中药没有寻求到自我进步的道路，约束了人们对病理和生理的理解；从尊重科学的角度看，中医中药既缺乏经验基础又缺乏逻辑基础；从维护生物多样性的角度看，中医中药在倡导不科学施治的同时，破坏了生物的多样性；从人道主义的角度看，中医中药蕴含着装腔作势的医理解释，推行毒物、异物、污物入药。因此我们有充分理由告别中医中药。"①

随后，张教授通过网络展开了他对于中医的系列批判。2006 年 6 月 1 日，他在博客上发表第一篇文章《告别中医中药比破除迷信更容易》。同年 6 月 13 日，他又发表了《从中医药成为国家"非物质文化遗产"说起》一文，引起了网友强烈的反响，评论达百条。2006 年 10 月 7 日，张功耀联合美国纽约的康复科医生王澄在"科学主义"旗帜下，在"医学捌号楼"网站进一步组织"网络签名"活动，起草并发布《关于征集促使中医中药退出国家医疗体制签名的公告》，要求支持废止中医中药人士进行签名，内容包括"删除《宪法》第二十一条有关中医药的内容"，"在五年内让中医药退出国家医疗体制，使其真正回归民间"，"立刻停止一切有关中医中药的研究"，"善待已经取得中医执业资格和职称的中医师，引导其从事主流医学"② 四个方面。将新时期的中医存废之争引向了高潮。

---

① 张功耀：《告别中医中药》，《医学与哲学》（人类社会医学版）2006 年第 4 期。
② 张功耀、王澄：《关于征集促使中医中药退出国家医疗体制签名的公告》，http://www.med8th.com/humed/6/20061015gyzjcs.htm。

　　面对"中医是伪科学"、"废除中医"等甚嚣尘上的观点，2006年10月10日，卫生部表明了态度："坚决反对"，发言人同时指出，目前中医药的发展确实面临一些现实困难和问题，但是，国家对中医药事业的发展非常重视。本次活动因卫生部的明确表态，而暂告一段落。2007年5月12日，"神农中医药发展论坛"在广州举行，来自全球500多位中医药代表齐聚广州，力挺中医药并首度发表共同宣言——《中医药发展宣言》（简称"广州宣言"），坚决反对任何形式的废弃、排斥、歧视中医药的言行，反对盲目"西化"。

　　21世纪新一轮的中医存废之争暴露出了中医药发展所面临的许多阻碍因素。其一，保护中医需要从学理上论证中医存在的"合法性"与合理性，要有力地推动中医哲学和中医文化的研究；其二，当今社会缺少一支既懂中医又懂中国哲学的专业队伍，中医哲学研究的滞后、对中医的形而上学分析的不足影响了人们对中医内容、特色、优势和发展方向的认识。

二　废医论滥觞的历史文化渊源

　　近代以来中医学历经浩劫，饱受非议，导致这一局面的出现是有其深刻而复杂的历史条件和社会文化因素的。中西医学的命运"恰似一面巨大的文化透镜，聚敛着百年来中学与西学、传统与现代、民族主义情绪与科学思潮、农耕文明与工业文明、都市化与田园情结等各种冲突与张力"。[①] 从这个意义着眼，医学无疑可为活生生的文化标本，而中西医学的扞格与汇通，实质上就是两种文明与文化的冲突与融合。这一特性决定了中西医学的论争极易跳出单纯的学理之争，跨出医学界而拓展到文化、社会甚至政治领域。近代以来，渐进的"西风"，打破了中国传统医学的宁静。回眸中国近代社会变革的历程，求生存、求进步、求发展一直是社会的主旋律。受到西方外来科学文化的冲击和影响，中国经历了一场深刻的"启蒙"运动，于是就有了洋务运动、戊戌变法、清末新政，中西之争、新旧之争，直到辛亥革命后的新旧文化之争等这些思想文化的演变过程，"革新"成

---

　　① 王一方、邱鸿钟：《中医百年：嬗变与彷徨——中国医学的人文传统与科学建构》，www.she2000.com/030504/zhongyi.htm。

了历史运行的路向和变革的内容。作为传统科学代表的中医学在这场社会和文化变迁的过程中不可避免地受到了冲击。于是乎，20 世纪初，当整个社会思潮倾向于推崇全盘西化的大环境下，而对整个中国传统科学文化进行批判和抨击之时，中医学不可避免面临着"覆巢之下，安有完卵"的困难局面并饱受责难，"医学界的欧化思潮是中国近代医学发展史上必然的伴随现象，也是中国近代社会欧化思潮的必然组成部分"。[①] 特别是在五四运动弘扬科学与民主的历史背景下，针对中医药学理论是否符合"科学"特性的问题，中医药学界开始了中医药存废与否的讨论，而不仅仅关注以往"衷中参西"、"中西汇通"的论题。

西医东渐对中国传统医学乃至整个社会生活、社会心理都带来了微妙而深刻的影响，身处社会的不同阶层的社会群体都开始了对西医的认知和接纳的过程，其间不乏复杂的心理转折。熊月之认为，西医在中国的遭遇很有典型意义，始而被怀疑、猜忌、排斥，继而被试用、接受，再而被信任、高扬，最后长驱直入，占领了医学主导地位。他归纳了中国人接受西医的五个环节：疑忌—接触—试用—对比—信服。基本反映了中国研究、吸收外来文化的心路历程。[②] 中国社会从上至下，统治阶级、知识精英、中医学界以及社会大众由于他们自身对西医的体验，以及对于西医实效性的信服，中国社会对西医的态度从畏疑、迷惑发展到接受和信赖。

清朝初年，康熙被法国传教士洪若翰和葡萄牙传教士刘应用金鸡纳树皮治愈了顽疾。受益于西来之术，康熙开始格外宠信传教士医师和西药。西洋医学对以康熙为代表的统治阶层形成了第一波冲击。"一般认为，西洋医学与中国统治阶层的最初接触始于康熙帝"。[③] 康熙晚年，清政府出台禁教政策，中国又经历了近百年的闭关自守。耶

---

① 郝先中：《近代中医废存之争研究》，博士学位论文，华东师范大学，2005 年，第93 页。

② 熊月之：《西学东渐与晚清社会》，上海人民出版社 1994 年版，第 711 页。

③ 郝先中：《近代中医废存之争研究》，博士学位论文，华东师范大学，2005 年，第14 页。

稣会士的活动进入低潮，"无论于传教或传医，都仅仅是匆匆过客而已"。① 西医卷土重来，一般以1805年牛痘术的传入为起点，但西医真正大规模的拓展则在鸦片战争之后。

近代以来，中医界人士成为支持西方医学和批判中医之弊端的先锋，并且在后来发展成为一股中医界内部的强大的欧化势力，这足以证明西化似乎已成为中国医学近代化历程的必然趋势，在上述思想文化背景之下，更有西医人士提出全面废止中医极端的西化论的言行。

新中国成立以来，在对待近代以来中西医论争的处理上，一些医学通史类著作已做了一般性的介绍，例如，范行准的《中国医学史略》（1986）、李经纬和程之范主编的《中国医学百科全书·医学史》（1987）、甄志亚主编的《中国医学史》（1991）、廖育群的《岐黄医道》（1991）、邓铁涛主编的《中医近代史》（1999）、李经纬的《中医史》（2007）等医学通史专著中都有对于中西医论争概述。

三　清朝末年俞樾"废医论"

人们在回顾中国近代史上的中西医论争时，首先就不免追溯废医思想的渊源，俞樾作为中医废除论的首倡者，自然成为不可回避的人物。1879年，清末国学大师俞樾首次明确提出废除中医中药的主张，其思想构成了近代"废医存药"思想之滥觞。

俞樾（1821—1907年）字荫甫，号曲园居士。清末著名学者，经学大师，曾主讲苏州紫阳书院、杭州诂经精舍等，海内外求学者甚众，被尊为"东亚唯一的宗师"。

一生笔耕不辍，著有五百卷巨著《春在堂全书》，对中医药学也颇有研究，且能处方治病，这为他"废医存药"思想的产生准备了理论前提，因其写作《废医论》，被人说成近代史上第一个提出废止中医之人，因此学界对其研究成为与中西医论争相关人物研究中一个不可或缺的对象。

在俞樾撰写的《俞楼杂纂》（共50卷）第45卷中专列《废医论》，分为七篇共七千余字：本义篇、原医篇、医巫篇、脉虚篇、药

---

① 马伯英等：《中外医学文化交流史——中外医学跨文化传通》，文汇出版社1993年版，第316页。

虚篇、证古篇和去疾篇。在《废医论》中，俞樾着重从医、卜、巫三者关系，《灵枢》、《素问》性质，脉诊和药物关系，以及当时医技水平四个方面，提出废除中医的理由。俞樾从文献考证角度提出废医观点是系统化的。他从医的起源、医巫关系，到脉、药又到治病，建立了一个自圆其说的体系。结论自然是脉也虚、药也虚、医亦虚，而最终"医不可恃"、"药不可恃"，故只能"全盘废医"。如他所说："医之所以治病者，药也，药则又不可恃，脉虚，药虚，斯医亦虚矣！曲园先生所以愤然而议废医也。"（《药虚篇》）"今之世为医者日益多，而医之技则日益苟且，其药之而愈者，乃其不药而愈者也，其不药不愈者，则药之亦不愈，岂独不愈而已，轻病以重，重病以死。"（《证古篇》）但是俞樾的整篇文章"仅仅从考据角度，从古书到古书，由文献到文献，而对古今医药的实践却视而不见、听而不闻，则难免会形成违背科学的错误观点、得出荒谬的结论"。[①]

在《废医论》中，俞樾对中医大加鞭挞。到了晚年，不幸的家世和悲凉的生活逐渐改变了他对中医尤其是中药的看法。后来，俞樾在《医药说》中，感觉到之前"废医"理论中可能存在错误，故而修正地提出"医可废，而药则不可尽废"的观点，但无论如何，他终究是第一个提出废除中医的学人。

关于俞樾提出废医论的思想根源，学界对此问题是仁者见仁，智者见智，莫衷一是，或归于中医理论的科学性缺陷，或归于西学东渐以来的社会文化环境的影响，抑或有学者将其归于俞樾"温馨而不幸的家庭"。[②] 我们当前还不能确切地断言俞樾废医论思想的最客观的思想根源。然而，俞樾"废医"思想的影响逐渐在社会扩展开来。20世纪初，思想界已经有人对五行学说提出了否定意见。到民国时期，"中西文化之争"的社会思潮中也包含了废止中医的相关思想。像陈独秀、胡适、鲁迅、梁启超等这些当时中国最有影响的思想家都有过这方面的言论。严复认为，中医缺乏实际观察和逻辑推理，将中医药归为风水、星相算命类的方术。陈独秀说："中医既不解人之构

① 盛蓝：《俞樾与医药》，《医古文知识》1995年第1期。
② 郝先中：《近代中医废存之争研究》，博士学位论文，华东师范大学，2005年，第120页。

造，复不事药性之分析……"梁漱溟道，中医只是"手艺"，"没有客观的凭准"。鲁迅在《呐喊·自序》中对中医中药的讽刺更是影响深广——"不过是一种有意的或无意的骗子"。就连曾因病受中医惠泽的胡适也说："回头想想我们家里的阴阳五行的'国医学'，在这个科学的医学史上能够占一个什么地位。"

在近代中国百年历史中，出现过几次大规模的关于中医的存废问题的争论。民国期间，反中医事件迭起，摆在中医面前的已不再是发展问题而是存亡问题。为此，中医界与废止中医派进行了漫长而艰苦的斗争。仅直接与北洋政府和国民党政府的请愿抗争就有十多次，地区性的抗争更是难以计数。与此同时，存废两派还进行了旷日持久的文字论争，由单纯的学理层面逐渐升级，演变为意识形态层面的政治斗争。值得回味的是，不论是抗争还是论争都因政权高层人士的介入而变得扑朔迷离，充满了戏剧色彩。传统中医经历了历史上最艰难的一段岁月。

四　北洋政府时期废止中医教育的斗争

晚清时期，以解剖学、病理学、细菌学等为基础的西方医学大量输入中国，这与以阴阳理论、五行学说为理论基础的中国医学是属于迥然而异的两种医学体系，并存的局面必然导致两者间的对峙与冲突。民国初建，百废待兴，北洋政府意在各方面有所建树，在医学教育上则模仿日本明治维新的举措，全面推行西洋医学，但与日本当年对待汉医的政策不尽相同，对中医基本上持放任、观望和遗弃政策，并非急风暴雨式的扫除。

1912年北洋政府统治时期，北洋政府教育会议，参照日本学制，通过并颁布了《壬子癸午学制》，在医学教育方面完全没有了中医教学内容，而是只提倡专门的西医学校，其理由是："惟现在世界大同，科学日精，凡讲授专门科学，须以最新学说为衡。"[①] 北洋政府企图实行自教育以消灭中医的政策。这就是近代史上著名的"教育系统漏列中医案"。

北洋政府教育部废止中医教育法规颁布后，立即引起了中医药界

---

① 朱潮主编：《中外医学教育史》，上海医科大学出版社1988年版，第90页。

的强烈反对，各地代表于 1913 年 11 月 23 日起程赴京请愿。请愿书《恳请提倡中医中药准于另设中医药专门学校以重民命而顺舆情事》，既申述了顺乎医学规律的五项重要理由，又提出了切实可行的八项具体措施。但是北洋政府教育总长汪大燮坚拒采纳，"医药救亡请愿团"不得不再送北洋政府国务院。这次"教育系统漏列中医案"成为近代史上中医界首次抗争救亡运动的"导火索"。

1913 年 12 月 29 日，当时京师医学会的代表们曾冲进教育部，要求教育部解释并为"北京医学会"立案，时任北洋政府教育总长的汪大燮会见代表时，公然表态，"余决意今后废去中医，不用中药。所谓立案一节，难以照准"。还坦言日本明治维新废止中医的成功经验。此论一出，全国中医中药界哗然，驳斥之声纷纷见诸报端，北洋政府迫于舆论压力，似退非退，说什么"本部对于医学……并非对中医、西医有所歧视也"。并表示不是要废弃中医，只含混推托，"暂从缓议"。

后来几经奔走呼号之下，1915 年北洋政府第一次赞同上海丁甘仁兴办中医教育的备案，中医界"似胜非胜"，因为围绕中医废存的斗争并没有终止，而是废止论者继续不断地蓄势待发。

五　国民政府初期余云岫废医论

20 世纪 20 年代之后，中西医界为了争学术上的长短，各开报纸、办刊物，互相驳难，甚至出言不逊。虽然 20 世纪初的论争仅限于学理，但硝烟弥漫的文字论战已使中西医界在学术上分裂为对立的两大医派，其斗争和矛盾也就很难局限在学理分歧的范围内了。民国时期的中西医论争一浪接一浪，仅影响极大的就发生过四次：1920 年余云岫与杜亚泉的争论；1929 年的废止中医案的争论；1934 年发生在《大公报》、《独立评论》上的"所谓国医问题"的争论；1941 年发生在国民政府参政会的傅斯年、孔庚之争。[①]

余云岫是中国近代医学史上十分显赫的人物，生活在新文化运动兴起的时代，外来的科学文化在中国社会广受中国民众的欢迎，科学理念深入人心，中国传统的文化、思想面临着西方"科学"文化思

① 邓文初：《"失语"的中医》，《读书》2004 年第 3 期。

想的强烈冲击。以余云岫为代表的西医界同样也宣扬西方科学理念，他们"是一些热衷于用科学及其引发的价值观念和假设来诘难、直至最终取代传统价值主体的知识分子"。① 他们以"民主"、"科学"为口号，开始了对有深厚传统文化基础的中医的批判。余云岫提出的全面废止中医举措，在当时国内引起强烈反响，后世对近代中西医论争问题研究中，余云岫成为学界关注的焦点人物。20世纪30年代，围绕中医教育正式立案问题的斗争，仍然十分激烈，虽然中医界继上海丁甘仁举办中医学校之后，各地兴办多所中医学校，但仍未取得合法地位。中医界人士先后在中华教育改进会、全国教育联合会上提出中医应加入教育系统的八大理由，并要求：教育部聘请中医专家，议定中医学科课程；医学校内设中医一科，遇需要时，亦得设立单科中医学校。此要求并不高，然而1925年教育部召开部务会议，竟然以"不合教育原理，未便照搬"而予拒绝。与此同时，废止中医论者大行其道，连篇累牍。因此，中西医之间的论争日益激化，从而引发了20世纪最大的一次中医存废之争。

民国时期中西医之争首先在学理上展开了激烈的论争，20世纪初，余云岫和杜亚泉就中医的基础理论问题展开了论争。1920年夏，《学艺》杂志先后刊发余云岫的医学论文《科学的国产药物研究之第一步》，文中对中国医学之理论多有批判，之后杜亚泉撰《中国医学的研究方法》，杜亚泉对余云岫的医学观点进行回应。余云岫认为中医理论与事实相分离，这是非科学的，但又肯定了中药的实际疗效。在余云岫的叙述中，对于中医的阴阳五行理论，是持"六合之外，存而不论"的态度的；而对于中医的药物作用，属于科学研究范围之内的，则以科学的态度对待。② 杜亚泉在沟通中西医时，一定程度上肯定了西医的进步和科学性，但在论争中，其花了大量气力去证明中医本身就是科学的，甚至不厌其烦地论证"中医的什么就是西医的什么"，并寻求中西医间的共通之处。

假如说20世纪初的中西医论争还局限于学理层面的话，那么10

---

① ［美］郭颖颐：《中国现代思想中的唯科学主义（1900—1950）》，雷颐译，江苏人民出版社1998年版，第1页。

② 高力克：《调适的智慧》，浙江人民出版社1998年版，第148页。

年之后发生的一次大的中西医论争，则更为轰轰烈烈，其涉及面及影响远远超出了之前的论争。1928年5月，南京国民政府召开第一次全国教育会议，虽然由汪企张提出废止中医案未获通过，但同时支持中医教育的提案也被封杀。而教育部继续坚持错误立场，于1929年4月29日，下令各中医学校改称传习所，并不得在教育机关立案。

1929年2月23日至26日，南京政府卫生部召开第一届中央卫生委员会议，其代表无一名中医，几乎完全是西医。他们在会上讨论了废止中医四项提纲，一致通过了废止中医最残酷、最彻底，理由最能混淆视听的余云岫提出的名为《废止旧医以扫除医事卫生之障碍案》的提案。余云岫提出废止中医的理由大致可以概括为：中医以阴阳五行、五运六气、藏象等空想学说为理论基础；脉诊法来源于无稽的纬候学说；中医无法预防疫病、勘定病类等，不能实现中华民族的强种优生；中医仍持巫祝谶纬之道，无法实现民众思想的科学化。[①] 此废止中医的理由，在余云岫看来是相当充分的，但它片面的地方也很明显。其将中医理论全部否定，根本否定中医临床治疗的实际效果，将中医与巫祝谶纬混为一谈，是缺少科学态度和客观评判的；将中医的不足与强种优生直接联系起来，也是相当片面的言辞。这些认识上的误区，为中医界的反击提供了借口。如果该提案得到实施，中国医疗保健数千年积累的优秀遗产，就会被彻底消灭。该提案通过后，立即遭到中医界的强烈反抗，也引起社会各界的强烈反响。

面对如此残酷的局面，中医界、中药界，海内外无不为之震动，各地中医药团体、期刊报社、商会，纷纷致电南京政府，表示强烈反对。1929年3月17日，全国医药团体代表大会在上海总商会开幕，有来自15个行省的132个团体共262名代表。大会提出了响亮的口号："拥护中医药就是保持我国国粹"，"取缔中医就是致病民于死命"，"反对卫生部取缔中医决议案"。大会决议：发表宣言，成立永久性全国医药团体联合会，组成请愿团，要求政府立即取消议案。面对全国中医界发起的强大舆论压力，教育部答称："今后对于中医学

---

① 参见中国人民政治协商会议云南省昆明市委员会文史资料委员会编《昆明文史资料选辑》（第22辑），1994年，第111页。

校一律组织中医讲习所，准予备案。"卫生部则电称："查中医一案，本部力主提倡……并无废止中医中药之说。"应该说，这场声势浩大的抗争，虽然未获全胜，但成绩不小，至少迫使国民政府卫生部不得不将废止中医案暂时搁置起来。

经过中医界人士的进一步努力抗争，在海内外中医界强大压力下，不久，国民政府主席蒋介石不得不下令：撤销教、卫两部的禁令，以示维护。至此，中医界之抗争应当说取得了胜利，然而在有关教、卫两部对具体问题的处理上，仍然我行我素，或不断刁难，废存双方的争论一直持续。

20世纪前50年，确是中医发展史上的一个黑暗时期。回顾这50年，"中学为体，西学为用"的思想占据主导地位，在政治、军事、科学文化艺术以及医学界，西化就意味着进步，强调国学则意味着落后、不科学，这种现象几乎成为社会时尚。此风在医学界尤为突出。那些持此种观点的医学界人士不调查不研究，不考虑中国实际，一昧跟着洋人的指挥棒跑，视中医药为落后、不科学，甚至视之为中国卫生发展的障碍。

六 新中国成立初期中医存废之争

新中国成立之初，百废待兴，医疗卫生条件非常落后，疾病丛生，疫病流行，全国面临着缺医少药的严重局面。"只有把大量中医力量发挥出来，才能担负起全国人民的卫生保健任务，今后要团结全国中医，要帮助中医提高技术"。[①] 然而，根据当时卫生部不完全的统计（不包括内蒙古和西南地区），"全国正式医师约为一万八千人，中医人数则远超于西医"。[②] 但由于历史的原因，中西医之间是隔有鸿沟的，甚至在新中国成立前后还有进一步加深加大的趋势。主张废止中医派的余云岫在1949年9月上海中华医学会举行的所谓"改造中医座谈会"上提出："我在1929年全国卫生会议席上，早已提出废止中医的议案。我当时的办法，是不论中医的出身和学历如何，即使还在医塾里的学徒，都把他们登记起来，以后不再产生新的中医。

---

① 冯彩章、李葆定：《贺诚传》，解放军出版社1984年版，第147—148页。
② 郭沫若：《关于文化教育工作的报告》，《人民日报》1950年6月20日。

我计算当时登记的中医，年龄最轻者，大约不下二十岁，假如一个人活满六十岁，不过再四十年的光阴，大都可以把中医肃清。"① 还是在这次座谈会上，余云岫希望人民政府能够同意其取消中医的意见，并总结了一个"处理旧医实施步骤"的方案，利用全国自然科学工作者代表大会筹委会上海分会公共卫生组的名义建议中央采纳。

1950 年，卫生部副部长贺诚和王斌主持召开第一次全国卫生工作会议。会上由于有余云岫参加，特别是得知余氏将在会上提出其改头换面的《废止中医以扫除医事卫生之障碍案》，中医代表一致提出反对意见，使大会难以继续进行。

此刻，毛泽东主席应会议负责人之请求，接见了卫生部门部分负责人，正是在这次会议上，毛泽东提出："团结新老中西医各部分医药卫生人员，组成巩固的统一战线，为开展伟大的人民卫生工作而奋斗。"会议在毛主席的指引下，总结革命时期卫生经验，制定了"面向工农兵，预防为主，团结中西医"的卫生工作三大方针。这就给中医药人员，在中国人民卫生工作中的地位以正确的定位。

然而，要想一下子改变卫生部门仍以西医为主导、对中医不够重视的局面，并非易事。20 世纪 50 年代初，卫生部副部长王斌提出，中医是封建医学，应随封建社会的消灭而消灭。要求按西医标准改造中医，不许中医进医院。后来在政府和毛主席支持下，最终事情得以平息，王斌也被撤销职务。但同时，"中西医结合"的提法成了中医废存双方争论的新主题。

在毛主席不断亲切关怀和亲自指导督促下，卫生部开始贯彻执行关于中医的方针政策。但可以看出，在一定意义上几乎完全处于被动局面，正如当时有人讲到的，"卫生部是算盘珠"，"不拨不动"。大约每次重要的毛泽东关于中医工作的指示，除有中央文件下达外，《人民日报》、《光明日报》、《健康报》等，都要发表社论以贯彻执行，广大中医中药界无不如久旱逢甘霖般群情激动，积极性空前调动起来。中华人民共和国卫生部中医研究院（后更名为中国中医研究

---

① 俞维良：《对"余云岫先生传略和年谱"的意见》，《中华医史杂志》1955 年第 3 期。

院，2005年50周年时，再次更名为中国中医科学院）的正式建立，北京、上海、广州、成都四所高等中医学院（现中医药大学）的正式建立，各省市中医医院的建立，使中医不断发展壮大。

"文化大革命"以后，中医在政策层面上获得了政府的大力扶持。1982年《宪法》赋予中医和西医同等地位。同时，医学界开始提出和研究中医药现代化的问题。但是，时至今日，关于中医药科学性问题的争论一直存在。

七　中医科学化研究

中医科学化问题是当前学术界讨论得比较多的问题，回顾中医学的发展历史，关于中医科学化的问题存在诸多争论。有人认为，中医没有必要走科学化之路；也有人认为，中医科学化之路可以走，但应该保留传统；还有人认为，中医科学化应该摒弃传统，走全盘西医化之路；甚至还有人认为，中医科学化实际上就是中医西医化。中医科学化是中西文化不期而遇、东西方哲学传统、价值观念和科学取向矛盾和冲突的反映，对人类生活的各个领域都产生了深刻的影响。中医科学化的研究主要有三条路径：中西医汇通、中医科学化、中西医结合。

（一）中西医汇通

中医学发展到20世纪初，由于西医越来越多地传入中国，中国医学虽然在中西医的二元格局中占有一席之地，但其衰退之势也成了不争的事实。西医学凭借解剖、生理、病菌、疾病诊断，特别是外科手术治疗若干疾病的快速有效，逐步取得了国人的信任。中医为了求生存发展，部分学者也逐渐承认西医理论的可信性，在探索中西医汇通的方法和道路上，通过论述中医在学理、疾病认识诸方面如何与西医一致，从而证明中医是科学的。

中西医汇通的主要举措就是遵循"中体西用"的思想。汇通学派一家虽然看到了西医的优点，但是又要坚持从中医的立场和角度出发，因此，在如何融合中医学，进而形成一种更好的医学问题上，完全遵循了"中体西用"的思想原则。例如，恽铁樵在论述中西医学理问题时认为应"以中医为体、为主、为本，只能以西医补充中医，而绝不能以西医改变中医"。其言论充分反映了中西医汇通的思想倾向，即"中学为体，西学为用"。夏名霞在2009年发表的《对中西医汇通学派的认识和评价》中认为"中西医汇通学派为保护、发展祖国医学有一定贡献,为中医、西医、中西医结合三支力量长期共存的中西医关系格局奠定了历史基础"。常存库教授在 2003 年主编的《中国医学史》中认为"中西医汇通派的努力,值得肯定的是他们的愿望是良好的,态度是开明的,思想较之保守派是进步的。他们的努力客观上维护了中医学,对中医学在近代的生存发展是有贡献的"。在中西医汇通的方法和道路上,通过论述中医在学理、疾病认识诸多方面如何与西医一致,从而证明中医是科学的。虽然不承认,甚至极力反对西医以不科学、落后为由对中医的批判,但却削足适履地称中医如何与西医一样科学,难免有些牵强附会。现代科学理论与方法可以为我所用,但不能将其视为科学的唯一标准,用以论证中医的科学性。

(二) 中医科学化研究

轰轰烈烈的中西医汇通运动后,中医科学化思潮又重新掀起了中医学的变革浪潮。"中医科学化"原是 20 世纪 20 年代末期中医有识之士有感于中医在与西医竞争中所处劣势地位而发出的自救呼声,后成为中医界比较普遍的主张。新中国成立之初,面对严峻的卫生防疫形势,1950 年 8 月,在第一届全国卫生会议上,在毛泽东等党的第一代领导集体的关心推动之下,提倡中西医团结,中西医护人员相互学习,共同发挥所长,为群众服务,"团结新老中西各部分医药卫生人员,组成巩固的统一战线,为开展伟大的人民卫生工作而奋斗"。[①] 会议的中心议题之一便是团结并改造中西医,要求"中医科学化、西医中国化"。[②] 提倡中医科学化的学者都笃信西方医学的先进理念与科学技术,希望运用近现代自然科学技术知识来阐释中医药学,探索和开拓一条中医药学的未来发展之路,一起实现中医与西医的大融合。[③]

[①] 《建国以来毛泽东文稿》(第 1 册),中央文献出版社 1987 年版,第 493 页。

[②] 《全国卫生会议在京开幕　将制定卫生工作的总方针和任务》,《人民日报》1950 年 8 月 8 日。

[③] 顾植山、李荣:《近代医学史上的"中医科学化"运动》,《南京中医学院学报》1989 年第 2 期。

　　中医科学化的主要思想可以概括为以下几个方面：第一，承认中医有价值，而价值在经验，认为中医治病有效，依靠的不是中医理论，而是反复积累的经验；第二，认为中医理论缺少事实根据，是不科学的，应该摒弃；第三，肯定中医既然有实效，那么必然有实理，其中必然包含真理，需要使用科学方法揭示中医的真理性知识；第四，认为中医科学化的突破点在症候和药效；第五，试图构建新型的科学化中医，主张中医科学化的人士设想，因为旧中医中没有西医内容，西医中也没有中医成分，所以科学化后的中医将会是第三种新型医学。① 总之，对于中医科学化的认识，多数研究散见于中西医关系研究的论文中，过多强调运用现代医学探索中医发展道路和方法，完全融入西医理论的检验验证，这种研究不仅限制了中医的发展，而且经过了百年的尝试，收效甚微。以西医解释中医，符合者即科学，不符合者便视之为不科学，这种观点是不可取的。

　　（三）中西医结合研究

　　1964年，毛泽东在同医务工作者谈话时指出："把中医中药知识同西医西药知识结合起来，创造中国统一的新医学新药学。"广大医务工作者积极响应他的号召，在医疗与科研中探索中西医结合的途径与方法，以求创造中国统一的新医学新药学。一批研究人员在中医老师的指导下，实践着中西医结合的途径，创造着中西医结合的方法，希望能在他们的刻苦钻研、经验总结、不断继承与创新中，为创造中国统一的新医学、新药学作出自己的贡献。所谓中西医结合医学是综合运用中西医药学理论和方法，以及在综合运用中产生的新理论、新方法，研究人体系统结构与功能、人体系统与环境（自然与社会）关系等，探索并解决人类健康、疾病及生命问题的科学。② 自"中西医结合"口号提出后，经过中国医疗工作者几十年的酝酿与实践磨砺，逐步构建出了中西医结合理论，目前的中医学结合局面被称为"中西医结合医学"，似乎中西医结合医学已经成为一门独立的医学体系。但是，这与能称得上为中国统一的新医学新药学目标还相去甚

────────────

　　① 弓箭：《中西医汇通、中医科学化、中西医结合的历史研究》，博士学位论文，黑龙江中医药大学，2013年。

　　② 唐乾利：《对中西医结合若干问题的思考》，《广西中医学院学报》2004年第1期。

远，这种医学体系的学术结构是否具备、是否成立等都缺少论证。

八 国外中医研究现状

关于中医药学本性的研究在西方缺少像其他"科学"的本性那样的深入探讨，但在不久的将来这一局面可能会改变。

在西方学界缺少中医药哲学大师的原因是十分明显的。因为在传统上中医药学只是一个中国地方性的哲学文化。但面对中国日益重要的经济与文化市场，相信未来会有一批训练特别有素的西方一流学者认真严肃对待这个文化。

当前，国外成立了许多中医药科研机构，相关机构也对中医药理论进行了研究，并取得了一定成果。西方主流医学界对于中医学的研究主要体现在其"替代医学与补充医学论"（CAM）与"整合医学论"相关医学思想当中。

（一）国外中医药研究机构

随着中医药在世界范围的迅速传播，中医药"治未病"的健康观及其防治人类现代疾患方面的优势和特色正逐步为更多的国家及国际组织所认同和接受。世界各国纷纷成立各种各样的中医药机构，包括各种学会、协会、研究所、学院、大学等。"相关国家利用研究机构，现有的科技资源或成立专门中医药研究机构，积极开展基础及临床研究。主要有以下几种模式：第一，成立独立或专门从事中医药的科研机构；第二，在西医药研究机构中设立中医药科研机构或实验室；第三，教育机构是从事中医药研究的主要力量；第四，医院开展中医药研究"。①

1992 年，美国设立补充与替代医学办公室。1998 年，该办公室经国会授权成为国家补充与替代医学中心（National Center for Complementary and Alternative Medicine，NCCAM），成为美国国立卫生研究院（NIH）的 27 个研究中心之一。该中心致力于用严格的科学方法验证补充替代医学（包括中医药）的疗效，阐明其作用机理，并

---

① 李宗友、鲍玉琴：《国外中医药科研机构发展及科学研究现状分析》，《中国中医药信息杂志》2009 年第 11 期。

向民众发布准确的消息。① 在美国，除 NCCAM 外，还有加利福尼亚针灸委员会、美国中医研究所等科研机构从事针灸、中医药的研究。

伴随着欧洲经济、文化和生活的变革，现代医学取得卓越成就的同时，也表现出一定的局限性，遇到许多棘手的难题：疾病谱的变化、疑难病的增加、合成药的副作用、沉重的医疗费用等。被世界卫生组织誉为传统医药榜样的中医药在防治现代疾病中所具有的优越性符合解决上述难题的需要，中医辨证的整体观以及辨证论治中所体现的人文关怀是现代医学理念所缺乏的。现将中医药在欧洲发展的概况综述如下：目前，中医药在欧洲有了较大的发展。欧洲不少医院都设有针灸科，许多西医诊所兼行针灸，中医针灸诊所遍布欧洲。中医中心、中医协会、中医系、中医讲座、中医进修班等相继建立和举办，中医书籍、杂志、网页等迅速增加。德国有中医传统医学研究院和汉堡赤心·杜中医研究所。英国有皇家植物园中草药鉴定中心以及伦敦国王大学药物研究组、剑桥大学药理系血管生成与中医药实验室，以中草药为基础，开展抗感染和抗肿瘤研究。

除此之外，韩国有韩医学研究院，泰国有东南亚泰中医药研究院等。在日本，有十多个西医药研究机构建立了传统汉方医药研究机构，如北里研究所、富山医科药科大学等设立的汉医药学研究所。

（二）国外中医药研究领域

目前，各国在对于中医药、针灸的研究中，没有我国那样有系统的理论指导和深厚的临床基础，但凭借其先进的仪器设备、活跃的科研思路，在中医理论、中药、针灸等方面进行的研究，也取得了具有一定特色的成绩。

首先，针对中医基本理论，"日本政府每年拨出 1.72 亿万日元的研究费用，并集中全国优势力量，利用现代高科技手段对中医基础理论，尤其是对'证'的本质进行了深入研究，有可能在中西医结合上有所突破；同时还运用生化、药理、分子生物学和免疫学对中药及其复方的药理进行了研究，并取得了一批引人注目的成果。在英国，

---

① 傅俊英：《美国补充替代医学的科研现状及其与中国中医药研究的比较》，《中西医结合学报》2005 年第 6 期。

对丹参、人参等中药的药理研究及阴阳五行中医理论的研究方面取得一些进展"。①

其次，对于针灸的研究。针灸是中医药在美国发展的"排头兵"，甚至在很多美国人心目中，针灸就是中医，中医就是针灸。根据美国国家针灸基金会的统计，截至2004年，全美共有22671名注册针灸师，与2000年相比，增加了近8000人。截至2005年，全美已有40个州以及哥伦比亚特区通过许可、认证或注册等形式承认针灸活动的合法地位。公众普遍对针灸用于戒毒、中风康复、头痛、痛经、网球肘、肌肉关节疼痛、腰痛、腕管综合征和哮喘等病持认可态度。② 近年来，美国在使用中药配合针灸治疗艾滋病的研究方面也取得了初步成果。美国设有专门负责针灸的统一考试机构——美国国家针灸与东方医学委员会（National Certification Commission for Acupuncture and Oriental Medicine，NCCAOM），通过者被授予专业证书，凭证书到所属州申请执照。针灸在欧洲国家的应用也相当广泛，已有10个欧洲国家官方认可针灸。③ 欧洲一些国家医院和诊所中有从事针灸治疗的西医医师，多数为神经科、疼痛科麻醉或骨科医师兼任。④ 2008年英国卫生部提给政府的建议中，针灸以独立的"名号"出现⑤，将针灸"立法"与"注册"，把中医推向主流医学的位置，而不是替代医学。⑥ 中医针灸在英国受到自皇家到平民的信赖，每年约150万人接受中医针灸治疗。⑦ 2010年中医针灸获得了联合国教科文组织的认可，被正式列入了人类非物质文化遗产代表作名录⑧，更有利于针灸在世界的推广。

① 李宗友、鲍玉琴：《国外中医药科研机构发展及科学研究现状分析》，《中国中医药信息杂志》2009年第11期。
② 田理：《中医药在美国的发展概况》，世界中联耳鼻喉口腔专业委员会换届大会及第三次学术年会，2011年。
③ 齐兰：《中医药走向世界步伐加快》，《中国针灸》2011年第5期。
④ 孙舟红：《瑞士、德国针灸发展概况及思考》，《江苏中医药》2011年第12期。
⑤ 程铭钊、沈惠军：《英国中医立法的10年历程回顾》，《环球中医药》2010年第3期。
⑥ 侯建春、鲍燕：《英国中医药发展概况》，《世界中西医结合杂志》2011年第9期。
⑦ 左言富：《中医药在国外》，《南京中医药大学学报》2003年第3期。
⑧ 马骏：《中医针灸申遗成功》，《中国中医药报》2010年11月17日。

最后，对中药的研究。近年来，西方国家一些医药学术机构已开始重视中药的研究。以植物药为例，西方有40家植物药研究机构，开展了500多个研究项目。美国NIH和艾滋病防治中心分别对300余种中草药进行筛选和有效成分研究，从植物药中寻找抗癌活性成分，取得了较多成果。俄罗斯在中药研究方面也取得了相当大的进展，如对人参、刺五加、甘草的有效成分、药理作用、临床应用等方面已取得一批高水平的科研成果。法国、德国、加拿大、澳大利亚等国家也对中医药特别是中药开展了不同程度的临床科研工作。国际上申请中药与其他植物药的专利数量亦在迅速上升。[①] 美国对中药研究的重点就是从中提取出新化合物从而研发新西药，主要的研究者大都是有机化学家及化学家。特别引起美国注意的是从中草药中分离出的很多免疫增强成分。[②] 美国政府每年都要拨大量经费用于替代医学防治艾滋病的研究工作，其中包括用中医理论辩证分析艾滋病、单味中草药抗艾滋病研究、中药复方抗艾滋病研究、针灸治疗艾滋病临床研究等。

（三）作为替代补充医学的中医

在西方国家很多人使用CAM以寻求健康和幸福生活。由于现代医学存在局限性，随着疾病谱的变化、人口结构老龄化、病理变化的复杂化，近十余年来，补充与替代医学在欧美等现代医学高度发达国家得到快速的发展，逐渐被国际社会接纳，得到了世界卫生组织的高度重视与大力支持。"中西医并重"是我国的卫生方针。我国的中医药是补充与替代医学的重要组成部分，并受到了越来越多西方国家的认可与使用。因此，全面了解和把握补充替代医学的发展现状与趋势，分析、探讨其发展对中医药事业发展产生的机遇，对于探索我国中医药事业的发展方向和如何走向世界，具有十分重要的战略意义。

补充和替代医学被定义为主流医学之外，能补充主流医学的不足并提供主流医学不能达到的诊断、治疗和预防方法。这些方法使医学的概念多元化并对医疗事业作出了贡献。美国国家补充与替代医学中

---

① 李宗友、鲍玉琴：《国外中医药科研机构发展及科学研究现状分析》，《中国医药信息杂志》2009年第11期。

② 田理：《中医药在美国的发展概况》，世界中联耳鼻喉口腔专业委员会换届大会及第三次学术年会，2011年。

心（NCCAM）则进而把补充和替代医学定义为目前尚未被考虑为主流医学的构成部分的医学实践。该定义暗示补充和替代医学是被证实为安全有效的医学实践，并有可能被纳入主流医学。[①]

中医药在世界范围也属于 CAM 的主要治疗手段和科学研究内容。如美国国家补充与替代医学中心（NCCAM）于 2005 年年底宣布新成立的 6 个 CAM 研究中心中有 4 个涉及中医药。[②]

在西方国家中，我国中医药属于替代医学，它包括中医中草药、针灸、气功及现代医学以外的各国各民族的传统方法。进入 21 世纪，替代医学正在欧美日韩等发达国家和地区兴起，它为人类提供了一种全新的健康医疗模式。"虽然替代医学（Alternative Medicine）与补充医学（Complementary Medicine）不仅仅包括了中医学的内容，还包括了其他传统医学与物理、精神、行为治疗等非主流医学的治疗方法，但是，不可否认，中医学是替代与补充医学的主要构成部分。事实上，中医学在国际上仍然是作为非主流医学对西医学的补充的角度进行研究的"。何为替代医学？ 在美国替代医学（Alternative Medicine）是指西医以外的医疗；在英国叫辅助医学（Complementary Medicine），是指对西医起辅助作用的疗法。现在国际上通称辅助替代医疗（Complementary and Alternative Medicine，CAM）。它包括传统医学和民间疗法，大多是经验性的、增强人类与生俱来的免疫力的、保健预防并有治疗作用的，其中许多未经现代科学证实。例如，"美国国家卫生总署（NIH）在 1992 年成立了 Complementary and Alternative Medicine（CAM）中心，中医及针灸是其中的最主要内容之一，其后又扩大为'国家研究中心'，国会和白宫也先后成立了相应的工作机构。连偏于保守的英国上议院科技委员也提议英国政府设立基金，鼓励 CAM 研究，认为 CAM 能推动临床医学进步，对于未来医学

① Linda W. Engel and Stephen E. Straus, Development of Therapeutics: Opportunities within Complementary Alternative Medicine, *Nature Reviews/ Drug Discovery*, No. 1, 2002, pp. 229 – 236.

② CAM at the NIH, New Research Centers Announced, http: //nccam. nih. gov/ news/ new sletter / 2006 _ winter/rescenters. html.

领域的发展有很大的助益"。① "国际上对传统医学、经验医学、天然医学或说是草医学均归于替代与补充医学的范畴，研究的目的主要是从传统医学、经验医学、天然医学或说是草医学使用的天然药物中寻找活性物质，作为药物研发的先导化合物，为新药研究打下基础；或者通过对天然药物活性物质的研究阐明天然药物的作用机理。由于多数地区的传统医学、经验医学、天然医学或草医学没有自身的完整的医学理论，因而这种研究方法对多数替代与补充医学而言并不存在太大问题。但中医学由于有自己独特的理论，国际上对替代与补充医学的研究显然并不能完全适应于中医学的需要"。② 替代医疗（CAM）的兴起说明了西医有不足之处，需要中医来补充（Complement），中医、西医各有所长，可以互补。但是，中医学在国际上仍然是作为非主流医学对西医学的补充的角度进行研究的。补充和替代医学在许多西方国家已被患者广为接受，而且主流医学界人士对其认识也在逐渐加深，这为补充和替代医学在西方国家的进一步发展营造了一个良好的环境，也为中医药学进一步走向世界奠定了良好的基础。

随着对中医研究的深入，国外学者认识到中医学由于有自己独特的理论，国际上对替代与补充医学的研究显然并不能完全适应于中医学的需要。在这种情况下，整合医学论就产生了。"按照国家补充与替代医学中心（National Center for Complementary and Alternative Medicine，NCCAM）的定义，整合医学（Integrative Medicine）是将主流医学（西医学）的治疗与那些被高质量的科学证据证实了其有效性与安全性的补充与替代医学的治疗手段有机结合。整合医学时期具有两个显著特色：其一，整合医学的治疗手段必须被高质量的科学证据证实了其有效性与安全性，研究工作突出了科学性的原则与循证医学的原理；其二，为研究的目的不是为了将非主流医学作为主流医学的补充或者替代主流医学，而是要将主流医学与非主流医学的治疗手段有机结合"。③ 美国 SCI 数据库收录的整合医学杂志已达 14 种。使用

① 何裕民：《爱上中医——从排斥到执着》，中国协和医科大学出版社 2007 年版，第 25 页。

② 吴雄志：《解剖中医——寻找文明的足迹》，http：//ilwxz. blog. 163. com。

③ 同上。

"Complementary"、"Alternative" 和 "Integrative" 为关键词在 NCBI 检索，发现美国国立医学图书馆（MEDLINE）收录的整合医学杂志有 20 余种。一个可喜的现象就是国际上甚至形成了整合医学的分支学科，其代表为整合肿瘤学（Integrative Oncology）的兴起。

第二节　中医废存之争的逻辑基础

关于中西医的论争，资料浩如烟海。中西医论争不仅是对医学方面的论争，更重要的是在医学论争背后的科学文化理论之争。综观国内学者们争论评述的种种观点，我们可以归纳出他们立论的如下几个主要视角。

一　从科学主义理论优位的视角看中医理论内在逻辑困境

从纯科学主义的立场看，如果坚持狭义的、正统的科学哲学观点，理论处于优位，那么中医缺乏牛顿科学所要求的那种逻辑严谨性和明晰性，以及经验可检验性，因而将被排斥于"科学"之外。

中医"伪科学论"。持"伪科学论"的学者们认为中医不具备科学的本质特征，完全属于"伪科学"的范畴，当予以废除。"反伪科学"人士方舟子等人在他们主办的"新语丝"网站和其他媒体，不断发表中医药是"巫术"和"伪科学"的短文。我们不妨看看"新语丝"网站发表的一些文章的题目：《中医——中国最坑人的专业!》、《卫生部、中医药局在搞国家流氓主义?》、《作为巫术的中医》、《毛主席才是中国最牛的中医》、《中医让我爸爸更痛苦地离开》、《我也批批中医》、《中医骗子》、《中医自"四人帮"时代"得气"并泛滥，留下祸根》、《证明中医理论荒谬非常简单》、《中医骗子混蛋郎中》、《为什么说中医不是科学》、《中医确实就是伪科学》、《中医国际化是痴人说梦》、《为什么不敢相信中医》、《在这个悲哀的国度》、《中药静脉注射剂残害中国人民达三十年之久》、《中医是没有科学依据的》、《就这样被你毒死》、《专访方舟子：我为什么不相信中药疗效》、《骗子的祖师爷——也谈扁鹊》、《全方位批判中医是

当务之急》……①

中南大学科学技术与社会发展研究所张功耀教授认为，中医不科学，中医绝大部分概念和陈述没有经验基础；而且提出中药也都是些污物、异物、毒物，不但需要废医，更需要废药。② 还有部分学者认为中医经过近两千年的摸索，具有一定的用药经验，属于经验学科范畴，可以对其用药经验加以保留，而废除中医药理论。"打假斗士"方舟子在《"废医验药"是发展中医药的必由之路》一文中提出，"'废医验药'，即废弃中医理论体系，检验中药（和其他中医疗法）的有效性和安全性"。③ "反伪科学斗士"、中国科学院院士何祚庥认为，"中国传统文化有90%是糟粕，看看中医就知道了，中医阴阳五行理论是伪科学"。④ 何祚庥院士全盘否定中医，认为"中医90%是糟粕"。⑤

中医药是我国的国粹，千百年来维护着人们的健康和生命，然而随着社会的发展进步，却又出现了取消中医的闹剧。那么，对于中医"伪科学"论者，他们的思想根源是什么呢？中医"伪科学"论者在列举了种种中医不"科学"的表现之后提出中医应该废除的观点，其隐含的完整表述是：中医不具备18世纪以来实验自然科学发展中所确立的可重复性、可检验性、可证伪性、逻辑自洽性的特征，是不科学的，因此中医应当被废除。这里内在蕴含着两个重要前提：一是医学是一门自然科学；二是是否具有科学性是决定中医存废的标准。笔者认为，他们对于科学本性的认识存在偏差，其从经典科学哲学出发，以物理学为模式，认为科学的本性就是科学理论的本性，其判断什么是科学的标准主要是逻辑经验主义的标准。因此，他们简单地把科学说成是逻辑加实证。逻辑经验主义源自20世纪20年代后期的维

① 参见新语丝网站（http://www.chinaxys.net/dajia/zhongyi.html）。

② 张功耀：《告别中医中药》，《医学与哲学》（人文社会医学版）2006年第4期。

③ 方舟子：《"废医验药"是发展中医药的必由之路》，《医学与哲学》（人文社会医学版）2007年第4期。

④ 何祚庥：《中医阴阳五行理论是伪科学》，http://tech.163.com/06/1031/11/2UOQ0OPN00091537.html。

⑤ 转引自方舟子《"废医验药"是发展中医药的必由之路》，《医学与哲学》（人文社会医学版）2007年第4期。

也纳学派。该学派认定物理学就是标准及规范的科学，以还原方法为主的物理研究方法就是科学研究的正确方法，而物理学语言就是科学的标准语言。如该学派主要代表人物卡尔纳普强调："物理学语言是科学的普通语言，这就是说，科学的任何领域内的语言可以保存原来的内容，翻译成为物理学语言。"

按照中医"伪科学"论者的标准，科学理论逻辑上首先是自洽的，即本身能做到逻辑上的一致性，不能前后矛盾，并且其理论必须是简明的，不能包含不必要的假设和条件，为以后的失败留好了退路，也就是要符合"奥卡姆剃刀"的原则；科学理论必须有可以用实验或者观察加以检验的预测，而不只是空想，而且检验的结果必须可以被别人独立重复出来。

不管"伪科学"论者承认与否，他们典型的是从经典科学哲学的立场评价中医的科学本性，人们可以在"伪科学"论者对中医的批判中，寻找出清晰的烙印。

张功耀就认为"衡量一种理论是否属于科学，最简单的判定方式就是看它是否建立了明晰而可靠的原理关系或因果关系。中医之所以不属于科学医学，就在于它的经验判断和理论陈述都没有达到这样的境界"，"遗憾的是，没有任何中医概念达到了这样既高度抽象又可做经验还原的理性思维境界"。①

"伪科学论"思想根源或哲学根基，就是典型的逻辑经验主义科学观。他们强调科学理论的逻辑可行性和理论的可检验性。由于中医基础理论中的许多基本概念是哲学、辩证思维和类比思维参与形成的产物，并不是完全以客观物质实体为基础——这也是中医基础理论区别于现代科学实在论哲学基础的特点所在，所以中医基础理论中存在一些可以找到需要检验的陈述却无法进行检验的命题。"诸如太阳、太阴、阳明、厥阴、少阳、少阴之类的概念在经验世界是不存在的。也有一些概念，表面上看似乎存在某些经验基础，但仔细分析后不难发现，它们脱离经验世界很远。药性的'五味'（辛、甘、苦、咸、酸）和'四气'（寒、热、温、凉）表面上看很有些经验的味道，其

---

① 张功耀：《告别中医中药》，《医学与哲学》（人文社会医学版）2006 年第 4 期。

实它们不能在经验世界中得到任何解析"。① 持"伪科学论"的学者认为，中医理论基本上并非经验的积累，而是建立在阴阳五行相生相克的玄学基础上的臆想，并根据这套臆想来诊断、处方。例如，李时珍的《本草纲目》被认为是中医药经验的集大成者，却充斥着许多不可靠的谬论，它声称夫妻各饮一杯立春雨水后同房，治疗不孕症有"神效"，这显然不是什么经验积累，而是因为"取其资始发育万物之义也"（《本草纲目》"雨水"条）。

二　从非经典科学哲学实践优位视角看中医治疗实效性

一些学者从非经典科学哲学理论（尤其是科学知识社会学和社会实践哲学）来分析中医的本性，强调中医治疗的实效和"地方性"，强调中医治病的文化性。

当前国内不少学者开始以一种人类学或者科学实践哲学的方式将中医作为个案来研究，不再从普遍意义上来探讨科学的标准，而把原有的标准搁置起来。其中以清华大学的吴彤教授为代表。

吴彤教授指出：20世纪90年代兴起的科学实践哲学采取一种自然主义的哲学方向，它把科学活动看成是人类文化和社会实践的一种特有形式，并试图对科学实践的结构和变化的主要特征做普遍性研究。在这个研究方向下，对科学理性的理解要求我们放弃理论理性和实践理性的人为分界，而对科学理性的主要特征做出各种经验研究。传统科学哲学主张，科学命题是具有普遍性的，理论是研究的最终成果，科学的目标就是提出更好的理论。

在实践哲学来看，科学研究是一种介入性的实践活动，它根植于对专门构建的地方性情境的技能性把握，同时它也是处于社会之中的一种实践活动。科学是从属于此在的一项活动，是一种能在行为上自我决定的解释自我和事物的社会方式。根据科学实践哲学的观点，中医是一种地方性知识。

地方性知识的概念，是美国人类学家克利福德·吉尔兹提出来的，是基于人类学家对土著居民的田野考察得来的一种知识划分模式。从中医起源的地域性与文化性的特点来看，可以说，中医是一种

---

① 张功耀：《告别中医中药》，《医学与哲学》（人文社会医学版）2006年第4期。

典型的地方性知识。现在的问题是，按照传统的观点，知识的基本特征是它的普遍性，从这个角度来说，地方性知识则缺少这种规定性，至少这种普遍性是局域性的，那么这种知识如何能存在？这正是问题的关键所在。众所周知，由于各种条件的限制，能够成为放之四海而皆准的普遍性知识的，只是人类知识中很小的一部分。如科学家波兰尼曾指出：有很多难言知识是无法转变成明言知识的，我们遭遇的明言知识只是知识冰山浮出水面的一角，知识的很大部分是处于水下的难言部分。再比如，我们每个人都有一些基于个人经验的难言知识（或地方性知识），而这些知识是无法普遍化或者明确表达出来的。但不能因为它无法准确表达或者普遍化，就否定这种知识的存在。

清华大学的吴彤教授认为，"从科学实践哲学的维度和地方性知识观的视域出发，我们将会看到中医学作为一种地方性知识，它不仅是一种具有中国独特魅力的文化，而且称得上是一门与西方医学比肩而立的独特科学"。① 约瑟夫·劳斯认为从根本上说科学知识是地方性知识，它体现在实践中，而且这些实践不能为了运用而被彻底抽象为理论或独立于情境的规则。因此，生活在不同环境中、带有不同情境和文化的人们，必然会用不同的方式来认识、传达和解释他所处的世界。中、西医学也是如此，它们必然会根据各自的特定情境、价值观或立场，采用不同的方式处理人们的健康和疾病问题。可以说，不仅中医学是地方性知识的产物，西医学同样也是地方性知识的产物。以一种地方性知识评价另一种地方性知识的所谓好坏、价值大小、是否真实有效，是缺乏合法性的。采用地方性知识的观念，可以认为现代意义上的西方科学其实也只是地方性科学的一种。以医学来讲，同其他各民族医学一样，现代意义上的西医也只是民族医学中的一种。"生物医学并非是通常所认为的'客观的他者'（Objective other），'科学的推理'（Scientific reasoning），它是受到文化和实践的推动，并且和传统的民族医学体系一样是变化和实践的产物"。② 比如，在

---

① 吴彤、张姝艳：《从地方性知识的视域看中医学》，《中国中医基础医学杂志》2008 年第 14 期。

② Mark Nichter, Introduction, in: Mark Nichter, *Anthropological Approach to the Study of Ethnomedicine*, Switzerland: Gordon and Breach Science Publishers, 1992.

不同的民族中，对于身体、健康、生死等都有着不同的观念，因此，在一些民族医学史的研究中，必须充分认识到当地人对于疾病、治疗等的不同观念，只有在意识到这些的前提下，才可能对地方性的医学史作出有效的研究。在这一意义上说，中医和西医一样，都只是民族医学的一种，凸显着"地方性"特征，都作为地方性知识而存在。

三　从文化视角的研究看中医文化的合理性

中医学，作为人们认识和改造自然的一种科学技术，本身就是一种文化，是文化的一种具体形态，或它的一个方面。一部分学者认为"中医是一种文化"。文化哲学研究告诉我们，不存在什么"客观"理由能使人们宁愿选择科学与西方的理性主义，而不选择别的传统，事实上，我们所知道的文化告诉我们，所有文化都有它们各自喜欢的"客观"理由。所以文化之间不仅可以共生、共存，还可以进行有效的交流和合作，而交流和合作"不一定要共享意识形态"①，人类文化是具有多样性的，世界各民族优秀的文化与科学，共同构成了光辉灿烂的人类文化与科学的殿堂。正是因为各种文化相互的差异，才更具有共同存在的客观合理性。文化虽然多元，价值标准也各异，但应该"和而不同"。以西医的研究方法和理论标准来评判中医之是非，不能说是以科学的态度对待中医。北京中医药大学张其成教授认为，"诞生于古代中国的中医药学，其本身就是中国传统文化的一部分，与中国古代其他文化的关系同根同源，本为一体"。② 南京中医药大学黄煌教授认为，"中医药是我国传统文化中的奇葩，我国中医政策历来是'取其精华，去其糟粕'，应该说这是比较科学的态度"。③

中医学是一种文化，是我们中华民族文化的结晶。它是在中华民族文化的土壤中生长的，又从一个方面体现了中华民族文化的特征。我们要了解中医，不仅要了解它的理论及其诊断、治疗疾病的技艺，还要了解它的文化气质和品格。我们要发展中医药学，也必须弄清楚我们时代的文化发展趋势。中医学和西医学各注重生命本质的一个方

① ［美］保罗·费耶阿本德：《告别理性》，陈健、柯哲译，江苏人民出版社 2007 年版。

② 张其成：《中医贯通了儒道释文化》，《市民》2007 年 8 月 10 日。

③ 《专家呼吁：不能让中医瑰宝在我们手上失落》，《新华日报》2006 年 10 月 22 日。

面。它们各有特色、各有千秋、各有长短、各有得失。两者具有不同的风格，都从不同方面反映了人的健康与疾病的本质。当前，历史悠久的中医文化面临着一些危机，同时又有复兴的趋势。李约瑟说："中国文化从来没有像今天这样富有生命力。"① 这里说的中国文化，当然也包括中医文化。

四 复杂性后现代科学视角

在 20 世纪后半叶的西方，自复杂性科学诞生之后，越来越多的现代科学研究者发现，医学研究的涉及面广，跨自然科学、人文社会科学等多个学科。在当前生命、信息、材料等众多学科交叉渗透的大科学背景下，医学、生命科学的发展也不断呈现新的动向，正在发生着深刻的变革。临床医学注重从经验模式向以证据为基础的循证模式转变，医学、生命科学研究的重点正从 20 世纪的还原论研究转向 21 世纪的系统论研究。以整体性研究为特征的系统生物学（Systems Biology）成为"21 世纪医学和生物学的核心驱动力"②，并朝向了预测（Predictive）、预防（Preventive）及个体化（Personalized）的新医学模式。③ 以上趋向既是医学、生命科学长期积累的结果，又是其发展的必然。总结起来，科学的发展是从亚里士多德时期开始的，现在叫作"还原论"的思想。而我们中医的思想是"整体论"思想。现在所要采取的"系统论"，就是整体论与还原论的辩证的统一。

从复杂性科学角度研究中医药是近年来在中医学界兴起的新的研究热点。中医药研究中引入复杂性科学研究、非线性科学研究方法，它将为中医药的研究提供新的思路和方法，推动中医药研究的深入发展，将来有可能成为中医药研究的突破口，促进中医药与多学科的碰撞、交融，并加快中医药现代化进程。近几年来，许多学者应用复杂性科学原理和方法，从不同侧面和角度对中医理论的研究方法进行了探讨，各自取得了一定的成果，共同开拓了这一全新的研究领域。尽

---

① 《专家呼吁：不能让中医瑰宝在我们手上失落》，《新华日报》2006 年 10 月 22 日。

② Palsson B., The Challenges of in Silico Biology, *Nat Biotechnol*, Vol. 18, No. 11, 2000, pp. 1147 – 1150.

③ Hood L., A Personal View of Molecular Technology and How it Has Changed Biology, *J Proteome Res*, Vol. 1, No. 5, 2002, pp. 399 – 409.

管研究的侧重点各不相同，但普遍地应用了复杂性科学的一般原理，普遍认同人体是一个复杂巨系统，中医学是复杂性科学。①

（一）什么是复杂性？

回顾20世纪，人们将会观察到一方面经由相对论和量子论以及另一方面经由进化论到不同形态的复杂性理论的因果世界观的变化。什么是复杂性？让我们回到拉丁文词源"complexus"，它意味着"缠绕的"（entwined）或者"拥抱的"（embraced）。这可以下面的方式诠释：为了拥有一个复杂的事物，你需要：（1）两个或者更多相异的部分；（2）它们以这样的一个很难分开它们的方式结合。在这里，我们发现部分之间的根本的二元性，这些部分同时是相异的和相连接的。因此，单独分析的方法将使我们不能理解一个复杂的事物，因为拆开组成要素将破坏它们之间的联系。这些元素是相互缠在一起的，以至于在一个元素里的变化将会通过一系列与其他元素的相互作用而传播，这转而甚至将影响更远的元素，包括最初开始这个过程的元素。这使很难根据它的元素去追踪系统的整体行为。不像由经典力学研究的"台球一样"的简单系统，复杂系统是惯常的情况而不是例外的事物。典型的例子是一个活细胞，一个社会，一个生态系统，互联网，天气，一个大脑，以及一个城市。这些全都由大量的元素组成，元素的相互作用产生一个整体的行为，这个整体行为不能还原为它们的分开的组成要素的行为。

复杂性本身就是一个复杂的概念，因此我们不能在简单系统和复杂系统之间作出一个清楚的区分。大量的关于不同语境的复杂性措施已经被提出，例如，计算的、社会的、经济的、生物的，等等。更多的是没有一般的复杂性定义，因为在不同语境下这个概念具有不同的意义。虽然如此，如果一个系统由几个相互作用的元素组成，我们能够说它是复杂的，以至于系统的行为将很难从组成部分的行为中推导出来。当有大量的组成部分时，以及（或者）当组成部分之间有大量的相互作用时，这种情况将会出现。例如，一个细胞被认为是一个

---

① 包含飞：《初议中医学是复杂性科学——中医标准化预备研究之二》，《上海中医药大学学报》2003年第2期。

有生命的系统，但是符合它的元素不是活着的。生命的属性产生于构成元素复杂的动态的相互作用。一个系统的属性不在于较低的层次（如生命），而是元素的相互作用的一个产物，有时被称为突现。以黄金为例：黄金拥有温度、柔韧性、传导性和颜色等属性，这些属性从金原子的相互作用中突现，但是原子没有这些属性。

因为它们相互作用的数量和复杂性增长，系统变得更难还原和分离。因为系统的行为依赖于元素的相互作用，一个综合的方法看起来似乎更有希望，完全不同于一个还原主义者的方法。因为相互作用的增加，每一个元素的状态变得更加依赖于其他元素的状态，使分开它们变得困难。

取一个确定性混沌（deterministic chaos）的常见的例子，在数理逻辑领域里仅有一个变量被考虑，但是通过非线性反馈与自身的相互作用引起对于初始条件很好研究的敏感性以及在实践中的不可预言性。恰好当没有一般的定义或者复杂性测量法时，一个复杂性的相对的概念应该是有用的：大体上，我们可以说一个系统的复杂性随着不同的组成部分的数量、它们之间相互联系方式的数量、组成部分的复杂状态，以及联系的复杂状态而增加。即一个系统 C_{sys} 的复杂性与它的组成部分数量 Q_e、组成部分之间相互作用的数量 Q_i、组成部分 C_e 的复杂状态，以及相互作用 C_i 的复杂状态呈比例增减 ［其中，C 表示复杂性，取自 "complexity"；Q 表示数量，取自 "quantity"；e 表示组成部分（元素），取自 "element"；i 表示相互作用，取自 "interaction"］。

（二）复杂性理论特点

不确定性（Indeterminacy）。复杂性理论放弃经典思维意味着放弃区别守恒性的原理（the principle of distinction conservation）。首先，这暗示我们不再能够假设特定的，无变化的区别：一个观察者在一个语境里做出的一个区别对于另一个观察者在另一个语境里也许不再有意义——或者甚至不再成为可能。

这一点在量子力学里得到了最有力的表现：在一些环境里，一个电子像一个粒子一样显现，而在其他的环境里像一个波。然而，根据经典思维，粒子和波是相互排斥的不同的类。在量子力学里，"粒子"方面和"波"方面是互补的：对于描述电子的特征，它们是共同必需的，但是它们从来不能被一起看见，因为用来区别"粒子状属性"的必要观察装置和为了区分"波状"属性的装置之间是不兼容的。海森堡把这个阐释为不确定性原理：我们越是精确地识别粒子状属性，波状属性变得越是不确定的或者不明确的。

一个更直观的不确定性的例子是著名的模棱两可的图形（见图1-1），这个图形有时看起来像一只兔子，有时像一只鸭子。而在图1-1中，两个"格式塔"都是同等地可认出的——像一个量子观察装置——不可能同时地看到它们，并且因此倾向于在两个解释之间来回地转换。互补的属性，像兔子和鸭子的格式塔，是截然不同的然而结合在一起。但是当我们看到这个属性时，我们不可能同时看到两者中的另外一个！

图 1-1　鸭子、兔子或者两者都是

因为一致性假设，经典思维趋向于混淆事物是什么和我们怎么理解或者知道它们存在（to be）。因此，观察者曾经忙于争论"事物是什么"，与此同时实际上对于怎样模型化或者表征这些事物而意见不一致。当我们谈论一个现象时，对两者都使用动词"存在"（to be），要详细说明是否我们指的是这个陈述或者指的是现象所代表的事物是困难的，因为我们的语言不能作出这样一个区分。为了避免这样的混乱，我们可以建议在"绝对存在"（absolute being）和"相对存在"（relative being）之间作一个本体论的区别。绝对存在指的是独立于观察者而实际存在的事物（类似于康德的自在之物）。相对存在指的是在一个语境里由一个观察者辨认出的事物的属性。因为观察者是有限的并且不能收集完整的信息，所以相对存在是有限的，而绝对存在有一个无限数量的特征。因为新的观察者能够仔细考虑任何来自新的语境的绝对存在，对于任何绝对存在都存在着一个无限的潜在的相对存在。我们可以宣称相对存在是一个模型，而绝对存在是被模型的对象。因为我们都是有限的观察者，所以这点变得很清楚。也就是说，我们只能在相对存在/模型内谈论实在。

我们可以用图画来说明这个抽象的概念，让我们想象一个球体，它的一个半球是黑色的而另一半球体是白色的，正如图 1 - 2 所刻画的。假设我们仅仅能从一个视角观察这个球体。对于一些人而言，这个球将相对是白色的，对另一些人来说，它将相对是黑色的，还有一些人可能会认为球体将相对一半黑色和一半白色，等等。我们怎么能够决定哪个颜色是这个球体的绝对颜色？以平均的方式不能满足，因为它将会是这样的情况，也就是百分之九十以上的人看到球体是白色的，并且我们将推断出它多半是白色的，而实际上绝对是半白半黑的。我们所能做的最好的方式是去指出这样的语境，在此语境下这个球体相对是一个特别的颜色。在现实系统内，我们将永远不可能达到它们的绝对存在，因为总是有多于我们能够意识到的属性（维度）存在。这个任务将好比是当你仅能够看到在一个时间点的一个二维投影时，却要你决定一个无限维度的球体的颜色。

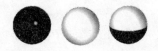

图 1 - 2 从三个角度看到的同一个黑白混合的球体

在简单系统里，例如这个三维球体，相对存在的数量是有限的。然而，复杂系统有如此多类型的组成部分和相互作用，以至于观察者拥有的相对存在是如此的不同，因而把它们认作是同一事物的方面显得是不可能的。例如，当实际上有大量的认知的不同方面能够使用不同的范式而被研究时，在认知科学里人们对于认识的"真"本质（象征性的、行为的、神经的……）存在争论。在另一个例子里，组织通过使用隐喻来描述，例如一个有机体，一个机器，一个大脑，一个社区，一个市场，一个政治权力游戏；以及像一个层次体系，一个网络和一个线性输入输出系统一样的模型。对于一个经典思维的决策者，在模型以及伴随的管理类型里的连续的转换是让人困惑的，因为似乎仅仅这些方法中的一个（或者一个也没有）可以是正确的。然而，一个组织既有机械的方面也有有机的方面，同时既是一个合作的社区又是一个竞争的舞台，既是一个规则束缚的系统又是一个开放的、创造性环境，既是一个分层体系又是一个网络。

没有绝对的、"最好的"模型，因为不同的相对存在适合于不同的语境和不同的目的。在一个经典思维方式里，我们能够尽我们一切努力去设法决定这个系统是什么。另外，为了拥有一个系统的更不完全的理解，复杂性思维允许我们在同一时间考虑接受不同的表征。为了解决具体的问题，清楚地知道一个不同问题可以要求一个在表征上的彻底改变，接下来我们能够选择最适合于特定语境的表征。例如，如果我们对于认识的推理方面感兴趣，把认识模型化为一个知识基础的系统可能是合适的。但是，如果我们对于认识的适应性方面感兴趣，那么一个行为基础的系统可能更合适。或者，当解决内部冲突时，把一个公司看作是一个相互依赖的社区网络可能是有用的。

当我们不能发现"绝对真的"模型时，经验将就决定哪些模型对于一个具体语境是更有用的问题给我们一个实用的反馈，即我们并没有正在断言模型是完全主观的。

非线性特性和混沌。根据经典思维，区别不仅越过观察者，而且随着时间的推移是不变的。决定论者因果性原理能够被阐释为"相同的原因有相同的结果"，或者等价为"结果与它们的原因一起共变"。这不过是一个这样的命题，它要求在原因或者初始状态之间的区别必须必然地带进到它们的结果里，并且反之亦然。而我们可以认为在绝对存在的级别这个原理是真的，即完全的自在之物，它在相对存在的级别一般不是真的，即一个观察者作出的粗糙的、有限的区别。这可以很直接地从确定性混沌的存在推断出来，混沌由表示复杂系统特征的非线性特性产生。

如果结果（输出）与它们的原因（输入）成比例，那么一个系统就是线性的。例如，如果你把2倍的矿石放入你的熔炉里，设备将生产大致2倍的钢。这可以通过质量守恒定律来理解：产出的数量直接依赖于你放入其中的数量（尽管这里必定有少许零星分散的损失）。但是，如果部分输出被重新使用并加回到输入里，那么就会发生什么呢？原则上，下一步的输出将是更大的，因为它既使用了输入也使用了先前的输出，而且因此不再只与输入成比例。例如，一个公司为了增加产量可以再投入一些从它的产品中获得的钱。增加产量带来更多的钱并且因此进一步增加产量，导致输出的一个指数式增长。

因此，非线性可以被理解为因果循环的结果，在因果循环方面，结果或者输出被反馈到过程的原因或者输入。复杂性系统的特点在于这样的因果循环的网络。在一个复杂系统里，相互依赖性是这样的，系统的一个组成部分 A 将影响一个组成部分 B，而且 B 一般也将直接地或者间接地影响 A。一个单一的反馈循环可以是正的或者负的。一个正的反馈将增强在 A 里的任何变量，使它以指数的方式增长。结果是初始状态极小的，微观的区别可以成长为宏观的观察得到的区别。

这被称为对初始条件的敏感依赖性（sensitive dependence on initial conditions），而且是混沌的一个定义特征。因为初始差别太小以至于觉察不到，因果性原理不能帮助我们预测最后的结果。一个熟悉的、难以预测的、混沌的系统的例子是天气，因为在巴西的一个蝴蝶抖动翅膀可以发展为一个毁灭得克萨斯州的飓风。小的原因可以有大的结果的观察数据在社会系统里也是明显的。例如，在一个紧张的谈判过程中，一个 CEO 的嘴唇上的一个微笑的最微小示意可以给谈判的另一方带来这样的印象，即他不应该被信任，因此导致他们的立场变得强硬，并且最终拒绝一个数十亿美元的合并业务。这样一个系统在一定意义上引起区别，因为一个在初始条件里的难以区分的小差别导致宏观清楚的结果。

与正反馈（积极反馈）的增强结果相反的是负反馈（消极反馈）减弱的结果。这里任何变化都被抵消或者被抵抗，把系统带回到它的平衡态。作为结果，大量的原因（变化）可能有少量结果或者没有结果。例如，在一个组织里的一个根深蒂固的文化可能很难改变，因为新的措施被积极地或者被动地阻挡、忽视。这样的一个系统破坏区别，因此不同的原因导致相同的结果。

复杂系统将典型地表现出一个混乱的相互联系的正反馈和负反馈循环，这里在一个组成部分里的任何变化的结果通过渐增的大量的相联系的组成部分而流露出来，部分地、积极地并且/或者消极地反馈到初始组成部分里。如果在这些结果之间有一个变量时间延迟，在原则上作出预言是不可能的，因为我们不知道谁将首先影响谁，并且因此也不知道在一个结果拥有了或者没有拥有增强的机会之前，它是否将被减弱。在股票交易里可以找到一个这样的例子，其中股票以它们的价格为基础买和卖，而价格由买和卖的多少决定。这个内在的反馈循环既有正反馈的方面也有负反馈的方面。供求规律暗示一个负反馈，因为在价格的一个增长通常减少需求，并且一个变量延迟之后，这将降低价格。然而，投机的并行机制需要一个正反馈，因为一个增长的价格是购买者预期在未来一个甚至更高的价格，因此诱使他们现在买入更多股票。在两个非线性结果间的相互作用带来股票市场中常见的股票价格的混乱运动。

在这个更简单的情况里，其中的延迟是我们知道的（或者是能够忽略的延迟），有时至少获得关于可能发生什么的一个定性的评估，这可以通过辨别信号（积极信号或者消极信号）和在影响的网络里不同反馈循环的强度的方式获得。这个方法经常用来构建计算机模拟，同样它被阐明在系统动力学的准则里。

当前，随着大科学时代的到来，复杂性科学的研究方兴未艾。中医理论在经历了以还原分析为基础的经典科学模式下的生物医学的强烈冲击之后，目前又被置于经典科学与复杂性科学引导下的现代科学的交替巅峰，因此，中医学将再次面临着复杂性科学的考验。有学者认为，"复杂性科学的理论和思维方法与传统中医药学理论及思维方法的诸多相似性，昭示着中医药学的实践和理论体系属于复杂性科学范畴，它应该驰骋在未来复杂性科学的巨大空间中"[1]，复杂性科学也许将能为中医药学的发展带来新的突破。下面尝试从复杂性科学的视角探讨中医学的复杂性思想。

（三）中医学中的复杂性思想

从复杂性科学的观点来看，在中国古老的医学理论和实践中蕴藏

---

[1]　包含飞：《初议中医学是复杂性科学——中医标准化预备研究之二》，《上海中医药大学学报》2003 年第 2 期。

着十分丰富和深刻的整体系统观，以及辨证论治的复杂性思想。"中医整体观，辨证论治体系所具有的系统大规模，放于环境以及重视相互作用等特点，以及整体、活体、动态的观察方式是其复杂性的来源"。① 其主要体现在以下几个方面：

第一，整体观中的复杂性思想。中医学把人体器官看作既相互区别，又相互联系的统一整体。认为人体某部的病变可以影响全身，全身的状况有可能影响局部的病变。同时，它还把人体放在同外界环境的相互联系中进行考察，注意人体和自然环境的平衡关系，要求按照自然界的变化来调节起居生活和精神活动，"这种有机整体的观念和认识方法充分体现了一种全息综合的复杂信息整体系统观"。② "在中医的理论和实践中反映了大量现象属于人的'整体大于部分之和'的属性、功能和行为，即系统的系统质，他们是无法还原为部分来理解的"。③ 当然，中医学中相关论述更多的是一种天人相应关系的机械对应的泛化式比附，观物取象的类比思维方法的应用导致其中许多内容在今天看来并不具有合理性和可靠性。但是，在其相关论述中所体现出的系统整体观和复杂性分析的方法却是十分丰富而深刻的。而且，"中国古代的阴阳学说对世界本体的理解便既是实体性的又是关系性的。这一思想显然与当代贝塔朗菲所阐释的系统整体观完全吻合。因为贝塔朗菲认为系统不能仅仅从元素的角度来理解，而且更应当从元素结成的关系的角度来理解"。④

第二，中医"望闻问切"诊法中体现的信息探测思想。"诊病之法，无过于望闻问切，所谓四诊也"。（《知医必辨》）"正因为人体是一个全息映射的信息网络系统，所以，通过望闻问切，对人之形色、气味、声音、呼吸、寒热、饮食、疼痛、便解、脉象等外部表现

---

① 李梢、王永炎、季梁、李衍达：《复杂系统意义下的中医药学及其案例研究》，《系统仿真学报》2002 年第 11 期。

② 邹焜：《中国医学中的信息、系统和复杂性思想》，《西安交通大学学报》（社会科学版）2008 年第 4 期，第 90 页。

③ 张姝艳：《复杂性科学视角下的中医学研究》，《系统科学学报》2009 年第 3 期，第 26 页。

④ 邹焜：《中国医学中的信息、系统和复杂性思想》，《西安交通大学学报》（社会科学版）2008 年第 4 期。

这个特征予以考察并可以探知人体不同部位的健康与否的状态信息"。①

第三，中医经络理论、生物全息律理论中的信息网络全息制控思想。邬焜教授认为，"中医的经络理论，实际上就是一种信息网络全息制控的理论。按照中医理论，人体的所有器官、组织、系统之间存在紧密不可分的联系，而保证这种联系的便是分布全身的经络网络系统。从信息论的角度来看，经脉络脉相当于信息通道之网络，穴位则是信息的输入端或输出端，而所谓沿经络运行的气血则是向全身传递信息的载体，至于'得气'之说则对应于'信息感应'经络内属脏腑，外络肢节，将人体之脏腑百骸联系起来，使上下、左右、前后、内外相互沟通，从而使人体成为一个具有生命活力的信息控制系统，而沿穴位施治则正是向人体输入控制'信息'，以调节体内信息运行之方式，从而达到治病强身之效"。②

第四，恒动观念中的复杂性思想。恒动就是不停顿地运动、变化和发展。恒动观念是指在分析研究生命、健康和疾病等医学问题时，应持有运动的、变化的、发展的观点，而不是拘泥于一成不变的、静止的、僵化的观点。中医学认为，一切物质、包括整个自然界，都处于永恒无休止的运动之中，"动而不息"是自然界的根本规律。中医学把人作为天地自然界整体的一部分，自然界生化万物有赖于恒动不休，人维持生命活动有赖于恒动不休。人是天地自然自身运动变化的结果，"天地合气，命之曰人"③，"人必须通过'升降出入'，与天地自然不断进行着物质和能量的交换，以此来保持生命机体的正常运转状态"。④ 基于恒动观念，中医学认识到自然界，特别是生命运动的复杂性特征。

当前国内从复杂科学角度研究中医药的不同切入方向，孟静岩等在《从复杂性科学角度研究中医药学的概况》一文中作了概述，他

① 同上书，第74页。
② 邬焜：《中国医学中的信息、系统和复杂性思想》，《西安交通大学学报》（社会科学版）2008年第4期，第74—75页。
③ （明）马莳：《黄帝内经素问注证发微》，人民卫生出版社1998年版，第189页。
④ 张姝艳：《复杂性科学视角下的中医学研究》，《系统科学学报》2009年第3期，第26页。

们将近些年来国内学者应用复杂性科学原理和方法，从不同侧面和角度对中医理论的研究成果作了综述。指出当前对于中医复杂性研究有4个方面的切入点①，即对于阴阳学说的研究、对于藏象学说的研究、对症候的研究以及对中药方剂的研究。总之，随着系统科学和系统复杂性的研究进展，中医领域以及系统复杂性领域已经有越来越多的人意识到了两者的内在联系。

中医"完美论"。持"完美论"的学者认为中医具有非常完美的理论体系，但对其科学的特征具有不同的认识。一种观点认为中医理论体系高度科学。医学学士、哲学博士、心理学博士后杨玉辉认为，"中医是比西医更完美的科学，尤其是从基本的理论和方法来看，中医学并不比西医水平低，至少它是真正的人体医学，而西医学严格地说在理论和方法水平上还是生物学、动物医学或兽医学"。② 北京中医药大学教授、著名中医学家王琦认为，"中医是中国人的原创，是独一无二的，中医理论和方法是中国人的瑰宝"。③ 另一种观点认为，中医的科学性或者说是合理性已经或者可以通过临床实践证实（虽然大多数的中医理论缺少循证医学的证据支持）。2007年6月28日的《科学日报》报道了中国科学技术部尚勇副部长在罗马召开的"中欧中医中药大会"开幕式上的致辞中宣布了"中医药作为一门实践性的系统生物医学"所获得的一项爆炸性成就："中医不但能够通过脉搏诊断妇女是否怀孕，而且能判断男女。"并说，"这是系统生物学最好的一种应用与实践"。"完美主义"的特征在于对中医学理论全盘接收，往往容不得对中医"瑕疵"（虽然瑕不掩瑜）的任何批评；反对与西医的交流与沟通，认为中医应当在自身理论体系内生存与发展（虽然事实证明传统中医在现代社会的生存空间日渐狭窄）；反对中医现代化，认为中医现代化非但不客观揭示中医的科学内涵，反而会失去中医特色。

---

① 孟静岩、张伯礼、胡永军：《从复杂性科学角度研究中医药学的概况》，《中国中医基础医学杂志》2005年第11期，第879—880页。
② 杨玉辉：《中医是比西医更完美的科学》，《中国中医药报》2004年1月2日。
③ 转引自徐碧云、何志凌《中医在现代的生存法则——访北京中医药大学王琦教授》，《中国中医药现代远程教育》2005年第5期。

迄今为止，学者对中医存废问题的讨论、对中医科学性问题的思考已经有了诸多阐述。不管是对中医药经典的研读，还是对中医药理论的现代科学文化解读，都有很多富有见地的论著，而大家争论不休的根本原因恰恰在于对中医学进行哲学分析的资源利用不够系统。学者们往往以一个理论为论证的支点，从科学一个层次的属性分析中医的本性，形成了对于中医本性的全面的、合理的综合分析。

第三节　湖北恩施地区中医药发展现状的实地调查

中医科学性受到质疑，中医现代化面临的困境，同样也引起了华中科技大学哲学系科学哲学博士点师生的关注。为了对中医药在当前社会的发展现状有一个直观的了解，2008年7月11日至22日，华中科技大学科学哲学系万小龙教授指导暑期社会实践队赴湖北省恩施土家族苗族自治州展开了为期半个月的社会调查活动，调查深入到了巴东、恩施、利川三县市，走访了多家中心医院，踏入了药源地的药材生产基地，采访了一些药农，调查了药材交易中心，调研了中药制药企业，其间还与当地一些名老中医进行了深入细致的座谈。调查的主要目的是了解恩施地区中医中药的发展现状、中医现代化的成就和所遭遇的困境，以及探寻解决困境的办法。

一　恩施地区中医药现状调查研究

（一）恩施地区得天独厚的中医药资源

恩施州地貌复杂，气候多样，被誉为"华中药库"、"世界硒都"，药用植物资源多达2088种。由于社会发展的要求和中医药本身具有独特发展优势，加之该地区受到国家和社会的关注，独特的地理条件和药材资源，良好的中医历史文化传统，优越的教育与科研环境，使该地区在发展中医药上有得天独厚的优势。

恩施地区拥有独特地理优势和药材资源。恩施地区北部是大巴山脉的南缘分支——巫山山脉，东南部和中部属于苗岭分支——武陵山脉，西部大娄山山脉的北延部分——齐跃山脉。位于华中腹地的恩施州，是云贵高原植物区系向东过渡和亚热带植物区系向北过渡的交会地，地貌复杂，河流密布，气候多样，雨量充沛，气候温和湿润，云雾缭绕，因此植物极具多样性。这些在全国颇具特色的地方特征，决定了其药用动植物资源极具特色和优势。这里出产的很多种药材全国有名，更是一大批"准"字号中药材的主产区，比如：黄连、党参、当归、木瓜、杜仲、厚朴、黄檗、续断、玄参、白术、湖北贝母、独活、大黄、半夏等。药材资源丰富、品质优良，所以恩施州素有"华中药库"之美誉。通过对恩施州全境的地理、地貌、土壤、气候、降水、日照、云雾状况和药用植物、动物、矿物的品种、分布、蕴藏量进行实地调查统计，结合国内古今文献，走访土家族民医民药，并利用现代技术手段进行分析，发现恩施州自然条件得天独厚，植物区系复杂，"有药用植物 2088 种，濒危植物 30 多种，药用动物 86 种，药用矿物 16 种，商品药材 282 种，道地药材 GAP 基地种植品种 11 个，中药材资源蕴藏量达 62563000 公斤"。[1]恩施州独特的地理环境孕育了丰富的药材资源。

（二）特色中药产业发展前景广阔

恩施地区气候常年温和湿润，平均海拔近 1000 米，最高 3000 多米，最低只有 60 多米，海拔相差悬殊，这种气候类型和地理条件为恩施地区的特色产业发展提供了非常丰富的原材料，使恩施地区的中药材种类繁多，著名的有黄连、当归、紫油厚朴等。近年来，恩施州药业产业步入振兴之路。目前，全州各类药材留存面积达 120 万亩，利川鸡爪黄连、恩施紫油厚朴获得国家原产地域保护，12 个道地药材品种通过省级检查验收。八峰药化、恩施堂药业、香莲药业 3 个制药企业先后获得国家 GMP 认证。恩施药业产业已被纳入西部地区国家重点项目建设总体投资规划。到"十一五"末，恩施州药业工业产值可望达到 25 亿元。由此可见，恩施地区的中药产业的发展前景是非常可观的。

---

① 刘杰书：《恩施州自然环境与天然药物资源的研究》，《时珍国医国药》2005 年第 5 期。

（三）恩施地区良好的中医历史文化传统及优越的中医药教育科研环境

首先，群众基础好，发展潜力较大，恩施州有着悠久的药材种植和加工历史，长期以来，很多居民把种植加工中药材作为主要经济来源，种植经验丰富、加工产品质优，这为中药材规模种植打下了较好的基础。同时随着现代化农业技术的发展，中药材的高效、立体栽培技术具有广阔前景。利川市富宝山的林下种连、禾药套作即是例证。其次，具有众多临床实践经验丰富和学术思想精深的名老中医。恩施地区有很多名扬省内外的名老中医。例如，向国鼎、赵昌基。这些著名老中医，在长期的医学工作中，不仅履行着治病救人的神圣职责，而且还为祖国传统医学的发展贡献着自己的力量，为我们留下了许多中医方面的治病救人药方和宝贵经验，保留了最为传统的中医药治病方法和中医文化，为恩施地区的中医药发展作出了很大的贡献。再次，恩施地区有省属重点高校——湖北民族学院，作为湖北省政府和国家民委共建学校，该校的中医基础理论学科是湖北省特色学科、重点学科。2007 年起与湖北中医学院联合培养博士研究生。前后经历20 余年的建设和发展，形成了特色鲜明、梯队合理、手段完备、教学成果丰富、基础研究与生命科学前沿密切关联、应用研究服务于少数民族地区经济建设的湖北省高校特色学科。该学科有一支职称、学历、年龄结构合理，能够适应学科发展需要的、稳定的教学科研队伍，中医教学研究实力雄厚。近几年，该学科取得了丰硕的科研成果，在出版专著、发表论文以及科研立项方面都取得了令人欣喜的成绩。此外，恩施地区还有众多的中医院和中医研究院。恩施市中医院，恩施中心医院中医部，恩施市医院中医科，恩施州医院中医部，恩施自治州中心医院中医分院，恩施市人民医院中医科，恩施附属医院中医部，恩施州民族医院中医研究院以及湖北民族学院中医研究所等机构，都有大量专业的中医研究人才，先进的中医研究设备，在省内外中医研究方面都具有独特的优势。这些都为恩施地区发展中医药产业提供了非常有力的技术支持和人才保障，成为恩施地区发展中医产业一个必不可少的条件。

综上分析，无论从中医发展现在所享有的独特的社会机遇、政策扶持、中医药本身独特的优势上来看，还是从该地区独有的地理环境与药材资源、良好的中医历史文化传统、优越的教育与科研环境来看，湖北恩施州在发展中医中药方面具有独特的优势。

（四）恩施社会对中医存废争论的访谈分析

在恩施地区，也普遍存在对中医中药的疑惑，通过实地调查采访，收集了各种不同群体对中医中药的看法，统计研究表明，有98%以上的人认为中医是不应该被废除的，其中有部分人认为中医不重要，没有发展前途，可以考虑不发展中医；还有近92%的人认为应该注重中医的发展，同时应该坚持中西医结合发展；还有人认为应该"西医为主，中医为辅"，尤其应该注重西医的发展。当然，在我们的调查对象中，药农作为一个特殊的群体而存在，他们全部认为中医必须发展，特别是中医药产业应该全面发展。表1-1中的数据反映了恩施社会不同群体对待中医存废的基本态度。

表1-1　　　　　　　恩施社会不同群体对待中医存废的态度

调查项目／调查对象	调查人数	中医不应该废除		西医为主中医为辅		主张中西医结合		主张废除中医	
		人数	占比（%）	人数	占比（%）	人数	占比（%）	人数	占比（%）
医务人员	68	68	100	6	8.82	61	89.71	0	0
城镇居民	106	103	97.17	3	2.83	100	94.34	3	2.83
企业人士	34	33	97.06	3	8.82	32	94.12	1	2.94
药农	26	26	100	0	0	22	84.62	0	0
总计	234	230	98.29	12	5.13	215	91.88	4	1.71

通过以上分析，我们可以得出基本结论，在恩施地区，整个社会对中医中药虽然存在不同的看法，但整体上还是偏向于主张全面发展中医，注重中西医结合。

（五）恩施地区中医药发展面临的现实问题与阻碍

恩施地区有其中医药发展的地理、人文和历史文化资源，使其在中医发展方面具有独特优势，但是由于复杂的学术、社会历史以及区位地理环境的原因，该地区在中医药发展方面还面临着诸多困境。

第一，恩施地区中医医院服务功能逐渐"西化"。随着医疗市场竞争日益激烈，在医疗机构补偿机制不健全、补偿政策不落实、中医医疗服务价格明显偏低的情况下，中医医院走特色发展之路面临巨大的困难。在恩施地区，虽然也有一些中医医院依靠中医专科和中医药特色优势吸引病人，提高了效益，并获得了较快的发展，但就整体而言，大多数中医医院中医专科优势不明显、中医特色不突出，这些医院要在医疗市场生存，采取中西医结合为主的方法进行医疗保健服务，以尽快占领医疗市场，提高经营效益，成为他们的第一选择，当然也是"无奈"的选择。在生存尚且困难的情况下，要求他们在短时间内形成中医专科特色和中医药服务优势，实在是勉为其难，而且目前多数中医医院都承担了一定社区范围内的医疗保健任务，其性质首先是一个医疗机构，必须具有完整的医院功能，必须能为人民群众提供较完善的医疗保健服务；其次才是怎样发挥中医药特色优势，提供中医医疗保健服务。

第二，恩施地区中医药院校毕业生临床适应性差。当前，我国中医药人才培养的主要途径是高、中等中医药院校。新中国成立以来，我国的80余所高、中等中医药院校为中医药队伍输送了几十万中医药专业人员，其贡献是巨大的。但是，这些院校毕业生的职业生涯有两个明显的缺陷：一是毕业后的前几年岗位适应性不强，二是中医临床能力提高缓慢。这种状况在恩施地区尤为明显，例如湖北民族学院的医学院学生毕业后多数是在恩施州工作，由于诸多原因，他们的临床经验非常欠缺，根本不能很快适应临床实践。

第三，中医药学术主体缺乏开放兼容性。中医药学术的发展和防病治病能力的提高，是中医药生命力之所在，既是关系到中医药事业能否健康发展的大问题，也是中医药机构适应社会主义市场经济和改革，实现可持续发展不可回避的问题，不处理好这个问题，中医药事业就不能很好地发展。中医药学要有旺盛的生命力，就要正确处理继承与发展的关系，树立正确的中医药继承发展观，坚持主体发展和开放兼容相结合的原则。主体发展就是要遵循中医药自身发展规律，全面继承中医药学的基本理论、观点和方法，深刻理解和掌握中医药学的科学内涵；开放兼容就是要积极吸收和利用现代科学技术和方法研究中医药，促进中医药科学技术进步和创新，努力实现中医药现代化。中医药学术的主体发展，强调的是充分继承中医药基本理论和主体特征；中医药学术的开放兼容，强调的是充分调动和发挥各个方面的积极性，及时吸收现代科学技术和文化成果，促进多学科的交叉、融合与渗透，丰富和发展中医药学。二者密切相关，不可分割。如果违背中医药学自身发展规律，丢失中医药学的本质特征，中医药学术的发展就是无源之水、无本之木；不充分吸收当代社会和科学技术先进成果，实现中医药现代化就是一句空话。当前恩施地区中医药基本理论的继承、发展和创新方法存在明显的不足，虽然有《土家医药概论》、《恩施州民族医药研究丛书》、《土家医治法》等，但是这些理论著作的学术影响力有限，缺少与时俱进的中医经典研究成果。另外，恩施地区由于自身地理条件的封闭性，当地的中医药界与外界交流不够充分，在吸收现代化科学技术和文化成果方面的工作也不够到位。

第四，中医与中药未能协调发展。中医事业的发展主要包括了中医的机构、设备、队伍和学术的发展，其目标是为人民群众提供中医药医疗保健服务和继承发展中医药学术；而中药产业的发展主要包括了中药材、中药饮片和中成药生产与经营行业的发展，其目标是为中医药医疗保健服务提供中药产品支持，同时为国家与地方的经济发展服务。二者紧密联系，既互为依托，又相互制约。中医事业发展良好可以为中药生产与销售扩大市场和提供技术支撑；中药产业发展迅速可以保障中医药医疗保健服务质量，提高中医药社会地位，扩大中医药的国际影响。但是，目前恩施地区的情况是轻"事业"重"产业"的倾向较为普遍，许多地方对国家保护、扶持、发展中医事业的政策和中西医并重的方针贯彻落实不力，对中医医疗、教育、科研机构的投入极少，而对中药产业的发展倾注了很大热情和寄予很高的期望，甚至脱离了该地区的实际，盲目投入大量人力、物力和财力进行发展，以致出现该地区都注重中药产业的发展，中药现代化、中药企业一哄而上，遍地开花的现象。殊不知，中药现代化必须以中医现代化为基础，中药产业发展必须以中医事业发展为依托，这种舍本逐末、急功近利的行为只会葬送中医药的发展。另外，近年来，中药现代化的思路和方法大多是"采用西药理化方法，从中药中提取有效成分，按照西医生理、病理原则和临床药理指标应用于临床"，严重脱离了中医药理论与临床的正确轨道。这些现代化了的中药已经是西药而非中药了，它们不仅不能够为中医临床提供产品支持，更不能为中医药学术发展作出贡献，其结果将是导致"废医存药"，甚至"医药双亡"，最终断送整个中医药事业。这是目前恩施地区面临的较为严重的一个问题，严重阻碍了中医药事业的健康发展。

　　第五，恩施地区中药市场在产业链上还存在许多制约因素。根据我们对恩施制药企业的走访，以及相关文献资料的查阅，我们发现恩施中药产业发展的突出问题有以下几个方面：①恩施州医药企业分散，规模小，产品科技含量低，对产区的原药消化有限，大量药材低价外销，丧失了就地加工转化升值的机会。针对恩施医药产业发展的这一"瓶颈"问题，该地区开办了饮片厂进行饮片加工、药厂生产中成药制剂、医药化工行业进行中间体提取，举办药市推介资源。但是这些措施仍然掣肘于技术含量低、投资大、风险高、无法占据市场份额等原因，没有取得明显效果。②该地区药材品种虽多，但种植零星分散、管理粗放、种养不规范、品质低下，在利川的黄连生产基地，我们看到黄连的生产完全是农户的分散种植，没有任何技术含量，也没有专业的技术人员给予指导；有品牌、有产量、能形成规模的品种很少；市场导向不灵、生产具有盲目性，导致药农经济受损，生产积极性受挫，产业发展受影响。③产业投入不足，龙头企业规模小，各自为政，生产竞争无序，产业链没有建立起来。没有一家真正意义上的拉动力强的集团公司。④中医药基础研究滞后，疗效与作用机理缺乏科学数据。中医药的理论体系、临床疗效、作用机理等重大基础问题，一直没有取得突破性进展，致使中医药被视为"经验科学"，严重影响着中医药的发展。⑤生产技术落后，品种多，规模小，市场竞争能力差。中药产品普遍存在质量不稳定，剂型单一，外观差，服用剂量大等问题，仍很难被现代社会接受。⑥中药研发缺少技术平台和一支过硬的科研队伍。恩施地区较偏远，经济社会水平相对落后，中药生产技术落后，创新能力弱，研发水平低的一个关键问题就是没有一个高技术的研发平台，高素质人才少且流失状况严重，缺少一支高素质的科技队伍；新技术、新方法未能在中药研发中广泛应用，新剂型、新工艺的开发应用明显不足；缺少国际公认的中药标准，中药只能以保健品进入市场，"黄金卖了铜价"。目前，恩施州中药药材的种植，饮片炮制和工业化生产标准规范建设，远不能满足产业化发展需要，质量监测方法及控制技术单一，不能适应中药多组分的监测和控制要求；加上缺少中医临床疗效的独特评价标准，以致中医药的临床疗效不能得到国际认可。

第六，政府的投入和重视程度还不够。虽然国家和政府以及社会各界都非常重视中医药发展，但这只是一个绝对的说法，在与其他方面的比较中就会丧失这种优势。在恩施地区表现尤为突出，以湖北民族学院附属医院为例，近 10 年来，该院用于中医方面的总资金为 500 万元，而其中政府投入仅为 10 万元，占 2%，而恩施州卫生局更是"零投入"，该院长期以来都是自筹资金来发展中医，缺乏国家层面的有效机构的监管，也就是说该院中医的发展基本上是属于没有户口的医学部门。就恩施州最好的医院恩施州中心医院而言，在中医方面，1998 年州中心医院中医部仅有 120 张病床，医务人员 245 人，正式职工 197 人，年收入 590 万元，但是经过近 10 年的发展后，到 2008 年，该院中医部拥有 450 张病床，医务人员 450 人，专科设置也非常齐全，年问诊量达到 25 万人次，住院人数近 12000 人，年收入 9000 万元。但这些都是该院完全靠自力更生在艰苦环境中发展起来的，政府对于中医院建设没有给予多少资金的帮助，而且该院的中医部也没有一个归口的正式上级主管部门。这些都说明在恩施地区，政府对中医的重视程度还是不足的。这也在很大程度上阻碍了该地区中医药产业的发展。

综上分析，恩施地区在中医药发展方面既面临着中医在当下所面临的一般困境，也有其自身在中医发展方面所面临的地方性困难。要进一步利用该地区中医药发展的优势，就必须正视问题，并且不断突破所面临的困境，推动该地区中医事业的长足发展，以发挥中医药服务地方社会民生的职能。

二　国内外中医科学性的研究现状述评

综合文献资料的查阅，当前对于中医本性的研究现状如下：

第一，从科学理论视角来分析，有学者以"物理主义"立场强调中医药理论缺乏可检验性，认为中医不具备科学的本质特征，完全属于"伪科学"的范畴，当予以废除。中南大学科学技术与社会发展研究所张功耀教授认为，中医不科学，中医绝大部分概念和陈述没有经验基础，而且提出中药也都是些污物、异物、毒物，不但需要废医，更需要废药。① 还有部分学者认为中医经过近两千年的摸索，具有一定的用药经验，属于经验学科范畴，可以对其用药经验加以保留，而废除中医药理论。"打假斗士"方舟子在《"废医验药"是发展中医药的必由之路》一文中提出，"'废医验药'，即废弃中医理论体系，检验中药（和其他中医疗法）的有效性和安全性"。② "反伪科学斗士"、中国科学院院士何祚庥认为，"中国传统文化有90%是糟粕，看看中医就知道了，中医阴阳五行理论是伪科学"。③ 何祚庥院士全盘否定中医，认为"中医90%是糟粕，陈晓旭是中医害死的"。④

第二，从科学实践的视角对中医本性的研究，又有"实效性"学者依据"社会建构论"而强调中医药知识的"地方性"，不再从普遍意义上来探讨科学的标准。在这一意义上说，中医和西医一样，都只是民族医学的一种，凸显着"地方性"特质，同作为地方性知识存在。清华大学的吴彤教授认为："从科学实践哲学的维度和地方性知识观的视域出发，我们将会看到中医学作为一种地方性知识，它不仅是一种具有中国独特魅力的文化，而且称得上是一门与西方医学比肩而立的独特科学。"⑤ 约瑟夫·劳斯认为从根本上说科学知识是地方性知识，它体现在实践中，而且这些实践不能为了运用而被彻底抽象为理论或独立于情境的规则。因此，生活在不同环境中、带有不同

---

① 张功耀：《告别中医中药》，《医学与哲学》（人文社会医学版）2006年第4期。

② 方舟子：《"废医验药"是发展中医药的必由之路》，《医学与哲学》（人文社会医学版）2007年第4期。

③ 何祚庥：《中医阴阳五行理论是伪科学》，http：//tech.163.com/06/1031/11/2UOQ0OPN00091537.html。

④ 转引自方舟子《"废医验药"是发展中医药的必由之路》，《医学与哲学》（人文社会医学版）2007年第4期。

⑤ 吴彤、张妹艳：《从地方性知识的视域看中医学》，《中国中医基础医学杂志》2008年第14期。

情境和文化的人们，必然会用不同的方式来认识、传达和解释他所处的世界。中、西医学也是如此，它们必然会根据各自的特定情境、价值观或立场，采用不同的方式处理人们的健康和疾病问题。可以说，不仅中医学是地方性知识的产物，西医学同样也是地方性知识的产物。以一种地方性知识评价另一种地方性知识的所谓好坏、价值大小、是否真实有效，是缺乏合法性的。

第三，更有学者从文化立场强调中医药治病的文化性，认为"中医是一种文化"。文化虽然多元，价值标准也各异，但应该"和而不同"。以西医的研究方法和理论标准来评判中医之是非，不能说是以科学的态度对待中医。一部分学者认为"中医是一种文化"。世界各民族优秀的文化与科学，共同构成了光辉灿烂的人类文化与科学的殿堂，所以人类文化是多元的。正是因为各种文化相互的差异，才更具有共同存在的客观合理性。北京中医药大学医史文献学科博士生导师张其成教授认为，"诞生于古代中国的中医药学，其本身就是中国传统文化的一部分，与中国古代其他文化的关系同根同源，本为一体"。① 江苏省名中医、南京中医药大学博士生导师黄煌教授认为，"中医药是我国传统文化中的奇葩，我国中医政策历来是'取其精华，去其糟粕'，应该说这是比较科学的态度"。②

第四，中医现代化论。另有部分学者认为，中医学的理论体系本质上具有科学的特征，但由于历史与文化的原因，中医没有采用现代科学的实验研究与逻辑思维方法，其中不可避免地具有不完善甚至夹杂不科学的内容，必须"去伪存真"。具体方法就是除了继承与整理中医外，还必须应用现代科学的方法研究中医的科学特征，走中医现代化之路。中医现代化就是利用现代科学技术（包括现代医学）手段，以客观、规范、定量、精确为基本要求，将中医的概念与理论客观化、标准化与精确化（定量刻画），采用实验证实与现代逻辑分析的方法，在器官、组织、细胞与分子不同层面上开展中医理论的实质研究与物质基础研究，使中医的阴阳五行、藏象、气血津液、经络、

① 张其成：《中医贯通了儒道释文化》，《市民》2007 年 8 月 10 日。
② 《专家呼吁：不能让中医瑰宝在我们手上失落》，《新华日报》2006 年 10 月 22 日。

证，以及病因病机的抽象理论用现代科学的语言进行阐述和翻译，从而使中医成为一门客观的、标准的与精确的科学。正如中国科学院院士陈竺所说："按照科学发展的规律，解决之道不是废除中医，而是中医现代化，是在保持中医特色的基础上，将中医与现代科学技术结合起来，而不是中医西化或中医向传统回归。中医现代化的过程也就是'废除中医论'退出历史舞台的过程。"①

中医现代化的本质内涵是中医现代科学化。而中医要现代化，必须从现代科学体系全方位、多学科地吸取有利于自身发展的养料。实现中医现代化将是以中医学为主体多学科的协同攻关。中医现代化，是新的历史时期对中医发展提出的新的要求，具有极重要的现实意义和长远的战略意义。随着人类对健康的需求、对生命价值及健康认识的不断增强和深化，中医已再次成为世界范围内的医学发展关注的热点。今后，中医的发展将是国际性的、与现代科学技术理论和方法有机地结合。实现中医现代化是 21 世纪中医持续发展的必由之路。

迄今为止，国内外学者对中医存废问题的讨论、对中医科学性问题的思考已经有了诸多阐述。然而，在这场争论中还存在着如下问题：首先，关于中医药学本性的研究在西方缺少像其他"科学"的本性那样的深入探讨。其次，国内科技哲学学者对中医药学本性的探讨时常会有一些深刻而惊异的观点，表面上看，他们各自依据了不同的科学哲学理论，实际上他们各自的理论指出了不同的科学内涵。总体而言还缺乏对中医本性的元理论研究。

笔者认为，出现上述问题的根本原因是对中医药本性的分析缺少深度，对中医本性的研究应该把科学哲学、逻辑方法论与社会历史和文化因素辩证地整合起来。探讨中医本性至少存在两种不同的研究思路：其一是基于不同科学哲学关于科学本性的不同范式，运用理论表征与实践构建从微观上剖析不同范式下中医的地位；其二是对中医本性的元理论研究，从宏观上为基于广义科学哲学的中医本性研究构建更富理解力和生命力的新平台。第一条研究思路具体而微观，有助于

---

① 张泽伟：《中科院副院长陈竺：中西医整合是促进中医现代化的有效途径》，http://www.5ijk.net/show.aspx? id＝61104&cid＝25。

深入地把握与理解不同科学哲学理论视角下中医本性的研究轨迹和发展脉络。但是，由于视角的复杂而多元，既难以穷尽，也不足以重建中医本性研究的逻辑起点。第二条研究思路比较宏观，其目的在于，以整个科学哲学的发展历程为背景，整合广义科学哲学视野下科学本性的三个研究层次，从更深层次上重建中医本性研究的逻辑起点。

本书按照第二条研究思路展开对于中医本性的研究，在充分研究国内外关于中医本性的相关研究文献基础上，展示中医本性问题研究的背景，评论了现有的研究，系统利用广义科学哲学的丰富理论资源（即理论、实践和文化三个视角）深入探讨中医的科学性问题，较全面地研究了中医的本性。最后，展望医学的未来模式与中医的未来。

在上述背景下，本书能够深层次地从学理上辩明真理，消解当前人们心目中的一个极大的困惑。因此，既有相当的理论价值又有非常深刻的现实意义。

一是以中医药文化助推民族复兴，中医药是中华文化复兴的先行者。习近平总书记近期发表了一系列讲话，强调了对于中国传统文化的重视，从普通理论工作者的角度来看，无论中国梦的实现动力还是中国梦的重要目标，都离不开中国优秀传统文化。

二是本书关于中医本性是什么的三位一体的形而上学研究，弥补了我国学者目前没有能广泛系统地利用科学哲学的观点分析中医本性的研究缺陷，对中医学究竟是一门什么样的科学及中医理论体系的固有规律作出一个较清晰的分析，为中医科学共同体提供了一个明确的理性信念。

三是与此同时，中医本性研究对于挖掘、保护和发展中医药学具有重大意义。医药学是我国传统文化的宝藏，千百年来为中华民族健身养生、治病救人作出了巨大贡献。但时至今日，传统中医药学已存在的许多不足日益显现，如何挖掘、保护和发展中医药学，是一项十分重要和艰巨的工作，制定有关政策的前提是必须对中医药学的本性有较为深刻的全面而准确的理解。

四是本书前期研究成果也收到了较好的社会评价，相关论文成果2012年被《新华文摘》全文转载，并获评"第十五届湖北省自然科学优秀学术论文一等奖"。

本章小结

一　研究中存在的问题

纵观近代以来，我国学者关于中医药本性以及中医药定位问题的争论，这些争论总的来说，都是希望把问题说清楚，因而试图对中医药的优缺点给予客观公正的评价，从而有利于充分利用我国有限的医疗资源更好地为人民大众造福；这些主张都从一定角度揭示了中医自身存在的问题，但是从另一角度讲也在一定程度上促进了中医的自省和发展。值得注意的是，新中国成立后对于中国近代医学尤其是中西医的冲突与融合的学理研究，是一个相对薄弱的环节。然而，在这场争论中还存在如下问题：

首先，我国学者目前没有能广泛深入地开展中医学的元科学研究，对中医学究竟是一门什么样的科学及中医理论体系的固有规律模糊不清，使中医科学共同体缺乏明确的理性信念。

其次，对中医的这种种追问和反思无一例外地集中到一个核心问题上：中医本性到底是怎样的？而关于中医的本性研究缺乏至少像西方"科学"那样深入的探讨，作为一种地方性的医学，中医在西方科学文化主导的现代社会一直以来都没有得到足够的重视，目前国内外学界缺少中医药哲学大师，对于中医的本性没有一个全面合理的分析。但是随着中国的经济文化实力的不断增长，中国的世界影响力日益增强，相信中国的传统文化必然会得到国外学者的认真对待，中医必然会被重新系统地发掘、认识。

最后，国内科学技术学者对于中医药本性的探讨时常会有一些深刻而惊异的观点，但是他们关于中医本性争论的主张都无一例外的是在引进西医的背景下提出的，是在中国舶来"近代科学"的前提下提出的，他们各自依据了不同层次的科学哲学理论，实际上他们各自的理论指出了不同的科学内涵。因此，总体而言，这种国内学者对于中医的研究还缺乏全面性，存在许多不足之处。例如，有的学者以

"物理定义"立场,强调中医治疗理论缺乏可检验性;有的学者又以中医医疗文化立场强调中医药治病的文化性;更有"实效性"学者依据"社会建构论"而强调中医医疗知识的"地方性"。

出现上述问题的根本原因是对中医药本性的分析缺少深度。时至今日,经过长期发展的科学哲学理论已经积累了对中医本性进行系统分析的理论和方法,这需要研究者能够合理地应用这些理论资源去系统地分析中医本性。

二　中医研究的思路与对策

在总结现代科学哲学理论资源以前,首先要明确的一个论题是:中医药学是不是科学?

笔者的观点是:中医药学是一门科学,而且中医药学不是一门人文科学或社会科学,而是属于自然科学的医药学。这里说的科学当然就是"Science"之意。

中医(或者中医药学)的本性就是在相对于西医的角度而讨论的,因此首先要预设它是否拥有与西医逻辑上对等的"医学科学"的地位,而不是讨论中医是不是一种文化,或一种人文科学的问题。

本书关于中医本性研究的基本思路是:首先,从理论、实践和文化三个视角揭示科学的本性。从现代科学哲学理论系统考察科学本性,必须考察其理论的依赖性、实践依赖性和文化依赖性三方面,不同类型的科学在这三方面的依赖性有不同的权重,但这并不影响它们都是"Science"的科学。其次,中医是一种"Science"的科学,但中医作为一种医学其实践依赖性要强于理论依赖性,文化依赖性又强于实践依赖性。实践依赖性强的西医在作为治疗医学方面有更大的优势,而中医在作为未来的保健养生医学方面有更大的优势。

在研究对策方面,首先,要正确认识中医在理论方面缺乏明显的数学与逻辑陈述的缺点,谨慎把中医症状看作物理指标对应的事物,要正确认识中医在实践方面缺少归纳与实验方法的缺点,大量引进先进的技术手段与设备,限制其传统的诊断方法的适用范围。其次,要加强中医理论基本命题及理论内涵的现代科技实证研究,寻找微观基础,扩大内涵,提高理论的确证度。最后,要正确认识中医在形而上学方向身心一体的优势,与长期以来强调整体观、有机观而积累的复方、针灸等经验，以及广泛使用类比方法的可接受性强与适用现代逻辑的方法，去伪存真。

总之，从经典科学哲学视角，如果把中医仅当作一种理论，它的确不仅不如物理学理论，也不如西医；如果仍然只在医学治疗实践方面发展中医，只能使中医越来越没落。因此，我们建议在维持现有中医科学政策渐进改进的同时，增加对中医的严密的哲学研究和文化研究。

第二章 中医基本理论的特点与理论结构分析

在 1981 年，两个美国哲学家（Edmund Pellegrino 和 David Thomasma）认为，现代医学的危机在于缺少一个合适的医学实践的哲学①，而不是"不可测量的临床因素和价值可以被像临床的疾病症状一样被对待"。简言之，他们认为唯一解决方案是寻求形成于医学实践的医学哲学本身，而不是来自已经存在的哲学的外部施加；特别地，他们不相信已经演变了许多年的科学哲学对于在 20 世纪日益增长的医学实践复杂性问题是适当的。同样的道理，对于中国传统医学的危机，也必须从中医实践的哲学基础入手来解答。

以中国哲学为基础的行而上学思维方式孕育了中医学。中医哲学的范畴主要有气、阴阳、五行，这些范畴经过了从哲学到医学的演变过程。随着中医学的发展，"气—阴阳—五行"还成了中医学最基本的思维模式。这一思维模式被中医学用来说明人体生命的生成与活动、人体生命的功能与结构、病机的产生与变化、医药的诊断与治疗。中医基本理论以中国古代哲学为基础，中国传统的类比思维、辩证思维以及整体观念，深深地影响了中医的理、法、方、药理论的构建。对于中医基本理论的研究有助于解析中医争论的根源之所在。本章就对这一问题展开研究，揭示中医理论的根本特征。

---

① Pellegrino E., Thomasma D., A *Philosophical Basis of Medical Practice*, New York: Oxford University Press, 1981.

第一节　中医基本理论的形成与发展

中医的定义及概念尤为重要，无论是医生和普通民众对所谓中医的定义明白清楚了，才能正确地研究中医和选择中医。对中医概念和理论解读清楚了，中医学的整个脉络就会十分明晰地呈现在人们面前。

一　中医概念的由来与含义

审视中医术语的意义是有用的。经过一个漫长的历史发展，包括写作和实践，中医已经形成了一个依赖于许多传统的系统。这些传统产生自一个综合，不仅仅是哲学、宗教、思维和文化观念的综合，而且也作为影响了中国社会进程的变化了的政治影响的一个结果。中医过去已经经受过大量的宏观解释。这些变化的解释依赖于个人的传统和主观训练，也来自一个局部的个人观点。尽管有这些思维的宏观变化的存在，总有一个广泛认同的建立在重要影响的经典文本之上的知识体。在20世纪50年代，中国政府采用了中医（Chinese Medicine）这个术语以概括一个条理清楚的和标准的知识体。在这一时期，拥有这个标准课程的医学院校建立起来，以教授基本医学科学、传统药物疗法、针灸和中医按摩。

概念上，中医建立在健康和疾病的理解基础之上，其本质上不同于在西医里的理解。临床现象通过参考以身体功能理论为基础的系统。这些系统被解释在一个更加整体的观察诊断的框架里。这些框架利用一个现象的（解释的）范式，而不是一个在当代西方医学系统里占主导的还原主义（规范性的）范式。现代医学趋势建议一个朝向更加整合方向的运动。在这个整合的方法里，两个医疗系统在一个互补的而不是二者择其一的模式里受尊重。

要研究一门学科，必须首先理解、明确其基本概念。研究中医需要明确中医、西医以及中国医学、中国传统医学概念之间的关系。这样才能精确界定本书所要研究的对象。

既然以中医为主题，那么就要讨论一下，什么是医，什么是中医？对于这两个概念做一个词源学的研究。何为医？汉代许慎《说文解字》是这样界定的："医，治病工业。"在释"醫"时指出，"医之性然得酒而使从酉"，醫从殹，病声之意；下为酉，即用酒所以治病也。因此，古代有"酒为百药之长"的说法。另外，"医"还有另外一种写法，即"毉"，应该是上古巫医未分之状况的反映。春秋左丘明《国语·越语上》有"公毉守之"，宋代沈括《苏沈良方》也记载有"毉师只有除翳药，何有求明药"。可见，历史上曾有过医未胜巫的历史事实。应用酒和酒类制剂，应该是"醫"较早用于治疗疾病的有别于巫术的重要手段。《周礼·天官》："医师掌医之政令，聚毒药以供医事。"在医师管辖之下，又有食医、疾医、疡医与兽医之分。此时的民间称谓，多有一定随意性，常随医家所长称呼之。现代人们仍习惯称呼掌握中国传统医疗技术的医生为某某中医。然而，近代以来所谓的"中医"，一般有两种含义，一是人称，指掌握中国传统医学理论、技术的医师；二是术称，指在中国绵延5000年文明的医疗保健的学术体系，即中国传统医学。现代含义上的中医称谓，历史并不很久，大概不过一二百年而已。在一二百年前，没有以"中医"称医师者，也没有将中国传统医学称作中医者。"中医"称谓，实际上始于西医传入后，人们为了将掌握两种不同医学学术之人和术加以区分，便逐渐有了中医和西医之人与术的不同称谓。

在一二百年前的中国医学发展史上，是否有人使用过"中医"一词呢？有的，但与近现代所称的"中医"具有截然不同的内涵。例如："中医"的提出最早见于东汉史学家班固所著《汉书·艺文志·经方》，其云："以热益热，以寒增寒，不见于外，是所独失也。古谚云：有病不治，常得中医。"这段史书上的话其意思是说，患疾病或受伤后，与其让庸医们"以热益热，以寒增寒"这种有悖于医理的错误用药，还不如"持中守一"。可见，最早关于中医的意思不是医学分类的名词，而是人患疾病后如何让身体康复痊愈的一种状态和方法。这是用哲学认识论和人文科学观点来对待疾病，指出只要使人体的功能状态保持在"和"、"中"的状态环境下，人体就有自愈的能力。唐代孙思邈称："古之善医者，上医医国，中医医人，下医医病。"可见，在距今一千多年的孙思邈所处的时代，所谓"中医"，是与"上医"、"下医"并用，以评估医师技能高下。在评估医师诊断水平时，孙氏又说："上医听声，中医察色，下医诊脉。"在评估医师把握诊疗疾病的时机时，强调："上医医未病之病，中医医欲病之病，下医医已病之病。"并特别指出："若不加心用意，于事混淆，即病者难以救矣。"从他的精辟论述可知，当时所谓"中医"，只是介于医术高明的"上医"与水平低下的"下医"之间，属于中等水平的医师群，显然有别于现代所谓"中医"的内涵。

至于中医正式作为医学分类的名词，是在清末西方医学传入中国之后为了和西医相区别才产生的。那么，什么是本书要研究的中医呢？先介绍几个现代中医的规范定义。在《中华文化精粹分类辞典·文化精粹分类》中，是这样定义中医的："中医学是医学的分支学科。是研究祖国医学的基础理论及临床医疗技能的科学。包括中医学基础、中医古典医籍、中医诊断学、中药学、方剂学、中医内科学、中医外科学、中医妇科学、中医儿科学、中医五官科学、中医骨伤科学、针灸学、推拿学、中医养生康复学及中医气功学等。蒙医学、藏医学等民族医学是祖国医学中的新兴分支。中医学是中华民族优秀文化遗产的重要组成部分，是在我国人民长期与疾病斗争获得实践经验的基础上，归纳、形成的具有独特理论体系的民族传统医学科学。继承和发扬中医传统，开展中西医结合的基础与应用研究，不仅是我国医药卫生事业发展的需要，也是世界医学科学发展的需要。"[1]在《中医大辞典》中，给出的定义是："中医学是以传统医学理论与实践经验为主体，研究人体生命活动中健康与疾病转化规律及其预防、诊断、治疗、康复和保健的一门综合性学科。"[2] 在程雅君著的《中医哲学史》一书中将中医界定为"中华医道"，"……这种'可传后世，可以为宝'的医道，就是现代所谓中医学"。[3] 孟宪鹏在《现代学科大辞典》中如下定义中医学："中医学又称中国医学，它

① 冯大彪、孟繁义、庞毅等主编：《中华文化精粹分类辞典·文化精粹分类》，中国国际广播出版社1998年版，第843页。

② 李经纬、余瀛鳌、欧永欣等主编：《中医大辞典》，人民卫生出版社1995年版，第272页。

③ 程雅君：《中医哲学史》（第一卷），巴蜀书社2009年版，第4—5页。

是医学科学的一个重要组成部分。中医学是中国古代人民在同自然界作斗争的过程中不断积累医疗知识逐渐形成的一门学科。它是根据当时朴素唯物论的阴阳、五行学说、精气学说，解释人与自然的关系以及人体内部脏腑之间的关系，在整体观念原则下阐明有关人体疾病的病理、诊断、预防、治疗等医学问题，用辨证施治的原则指导临床防病、治病。"①

仔细分析上述几个概念，其内涵和外延并不是同一的，有几个问题需要厘清。

首先，中医与中国医学、中国传统医学的概念的关系需要说明。上述几个定义没有明确界定这三个概念之间的区别。需要进一步澄清三者关系，明确我们的研究对象。从概念看，中国医学、中国传统医学和中医是有区别的。中国医学指历史和现时代的所有在中国国土上流行过和正流行的医学体系，如中国传统医学和西医。中国传统医学是指传统的中国医学，是在中国历史上产生的所有医学体系，如汉族医学和其他少数民族医学。传统医学与现代医学存在着传统和现代的差别，这种差别由它们代表的人类科学发展阶段和特有的文化背景所决定，表现为与现行的文化科学的不一致。中医则仅指中国传统医学体系中的汉族医学体系，是对中华民族中汉族医学知识的简称。在本书中，我们所研究的中医指的是汉族医学，中医的"中"字从原来的地域含义，如"中华"、"中西方"，被限定在特定的含义之中。

其次，中西医概念的区别。中医概念是近代以来随着西方医学传入中国而创立的，现代的中国医学包含中医和西医两个医学体系。那么中西医的概念是如何界定的呢？在上部分分析的基础上，我们认为中医指称的是运用中国古代的阴阳五行学说，以整体观念为主导思想，以脏腑经络的生理、病理为基础，以辨证论治为诊疗特色的医学理论体系。而西医是相对于中医而言的，西医之"西"既有地域的含义，也与文化相关。一方面，我们说所的西医是指相对于中国的位置，其产生于西方国家，并由西方传入中国；另一方面，西医绝不仅仅指中国以西的医学，即以古希腊文化为源的欧美诸国，在这种文化

---

① 孟宪鹏主编：《现代学科大辞典》，海洋出版社1990年版，第117—118页。

滋养下发展起来的医学，我们今天所说的西医是指近代建立发展起来的，是以近代物理、化学、生物学、数学等学科知识为依托，运用实验、逻辑、数学等方法，以解剖学、生理学、病理学、药理学、病原生物学等为基础的医学理论体系。

最后，中医"道"与"术"的关系。中医本是医道，而不仅仅是医学。此道不同于道家或道教。医道是生命之道，而通于自然与社会之道。《素问·至著教论》开篇即问："子知医之道乎?"并谓："医道论篇，可传后世，可以为宝。"道术学技，主从以次，高下有别；中西之学，领域不同，内容各异。林亿序《黄帝内经·素问》谓："惜乎唐令列之医学，付之执技之流。"又说："奈何将至精至微之道，传之以至下至浅之人，其不废绝，已为幸矣!"

二　中医理论的形成和发展

医学起源于人类维持生存和生产劳动中的医疗实践。医学理论体系的形成，不仅需要大量的和反复的医疗实践经验的不断积累、总结和提高，而且也必然与社会历史、科学文化和传统学术思想等密切相关。"中医理论体系是受到中国古代朴素唯物论和辩证法的深刻影响，以整体观念为其理论体系的主导思想，以脏腑经络的生理、病理为其理论体系的基础，以辨证论治为其诊疗特色的医学理论体系"。[①]在文字尚未创造之时，人们早就口耳相传，述说着非常丰富的医药文明的初始史实。例如：伏羲画八卦、制九针而始有医理针术的传说；神农尝百草而始有药物的传说；黄帝与诸臣论医理而始有医学体系的传说。在本书有限的篇幅里，不可能勾画出中华民族战胜病魔、改善自我保健的全貌，中医学理论体系的形成和发展经历了一个非常漫长的过程，我们这里主要概括中医理论形成和发展的两个阶段，即形成期和发展期。

（一）中医学理论体系形成的历史背景

医学是一门科学，并无人提出异议，但对中医学是否科学，有些人受一些西方观念的影响，对中医提出质疑，这些人对中医科学性评价的标准有失偏颇。中医学与西医学一样，都是研究人体的生命活

---

① 印会河、童瑶主编：《中医基础理论》，人民卫生出版社 2006 年第 2 版，第 1 页。

动、防治疾病、增进健康、延长寿命、提高生产力的一门知识体系和实践活动。中医学在其发展的不同过程中，总是受不同时期的不同哲学思想的影响。学习研究中医学历史，总结其发展的历史经验教训，分析中医本性，就必须对各个历史时期不同哲学思想对中医发展的影响作出正确的判断。

我们伟大的祖国，是世界上最古老的文明古国之一。中华民族在自己的生产、生活实践中，为人类文明、文化、科学技术、医药卫生作出了许许多多的贡献。中国传统医学内容极其丰富多彩，古典医药文献之富，有效医疗技术之多，理论之独具特点等，尚没有一个国家或民族能与之相比。那么我们就首先说明一下中医学发生、发展的历史渊源。

根据我国现存最早的一部医学文献《黄帝内经》的内容来分析，早在其成书之前，就有了中医学理论体系的雏形，在春秋战国至秦汉时期便已初步形成。这一时期，阴阳五行等学说日趋成熟，被广泛用于解释自然现象及其规律，天文、历法、数学等科学技术也有较大的进步，这些都为中医学理论体系的形成创造了条件。

中国古代长期医疗经验的积累，为中医理论体系的形成奠定了丰富的实践基础。从历史资料考证，中医学的起源可以追溯到远古时期，如《礼纬·含文嘉》记载有"燧人氏钻木取火，炮生而熟，令人无腹疾，有异于禽兽"；《韩非子》更记载有"上古之世，民食果瓜蚌蛤，腥臊恶臭，养人利性，而伤肠胃，有圣人作钻燧取火，以化腥臊，而民悦之，使王天下，号之曰燧人氏"。燧人氏相当于我国原始社会从利用自然火进步到人工取火时代。由这些文献记载可知，中华民族是使用火以改善自己的生理卫生条件最早的民族之一，特别是人工取火在中华民族的保健史上有着划时代的意义，它是我们中华民族第一次掌握了自然现象，并用以为自身的生活生存和卫生保健服务。利用火可以御寒，防止冻伤和因严寒引起的疾病；可以减少野兽的伤害；可以照明以减少黑暗之生活和眼疾；尤其是改变茹毛饮血之生食为熟食，减少肠胃疾病的同时又扩大了食物之范围，改善了饮食卫生。《韩非子》还对远古的居住卫生起源作过论述："上古之世，人民少而禽兽众，人民不胜禽兽虫蛇，有圣人作，构木为巢，以避群害，而民悦之，使王天下，号曰有巢氏。"以有巢氏为代表的这些创造，使我国的原始人群已通过自己劳动设计而改善了自己的居住条件，使自己的居住卫生不断改善，从而大大增强了适应大自然的能力。

公元前21世纪以后，随着长期医疗经验的积累，人们对于疾病的认识也逐步深化发展。中国文字在夏商周时期已经创造并得到发展完善。虽然遗存的历史资料仍然少见，但较之以前却有了很好的条件，特别是殷商甲骨文的大量出土，为探讨其社会、生产、文化艺术和医疗卫生提供了宝贵的资料。我国甲骨文专家胡厚宣教授曾以"殷人疾病考"为题发表了他的研究结论。他认为殷人所记录的疾病有：疾首为头病，疾目为眼病，疾耳为耳病，疾言为喉病，疾口为口病，疾齿为牙病，疾舌为舌病，疾身为腹病，疾止为趾病，尿疾为尿病，育子之疾为妇产病，以及有妇人病、小儿病、传染病等共计有16种。根据甲骨文的研究，除了部分疾病予以专门命名（如疟、疥、蛊、龋等）或以症状命名（如耳鸣、下利、不眠）外，大多数则是按人体的患病部位而命名（如疾首、疾目、疾耳、疾鼻、疾身等）。到了西周及春秋战国时期，对疾病又有了更进一步的认识。如《山海经》中记载了38种疾病，其中以专用病名来命名者已有痹、风、疥、疯、疫等23种之多，以症状为病名者，则有腹痛、呕、聋等12种。在《易经》、《诗经》等十三经中，据不完全统计，其记载有关病症的名称，已有180余种。《诗经》中记载或描述的类似药物甚多，其中仅植物类就有50余种，有些现在仍是常用药物。如车前草、草贝母、枸杞、益母草、青蒿、甘草、浮萍、芍药、白茅根、女贞子等。《诗经》中还对一些植物的采集季节、产地有所记载，有些还明确指出其药物功效，如车前草"食其子，宜子孙"，是说车前草这味药对妇女生育有利。《诗经》一书反映出对疾病的认识也是惊人的，病名方面已不再仅简单地用"疾"加部位的命名方法，而是有了许多专用病名，如首疾（头痛病）、狂（精神分裂症）、疾首（头痛脑热），又如噎、劳、痒等，凡数十种病症。这些充分说明当时对疾病的认识已经相当广泛，并已积累了较为丰富的医疗实践经验，从而为医学规律的总结和理论体系的整理提供了资料且奠定了基础。

自然科学的发展，从来都是相互渗透、相互促进的，我国古代高度发展的天文、历法、气象、农业、数学等多学科知识对中医学的渗透和影响，为中医理论体系的形成奠定了科学基础。如中医所提出的"六气致病"说，就说明了人们已经认识到，自然界气候的异常变化对人体的健康具有不容忽视的影响。此外，中医理论的形成具有深刻的哲学渊源，古代医家在整理长期积累下来的医疗实践经验时，有意识地运用了我国古代的唯物论和辩证法观点，如气一元论、阴阳五行学说等，有助于医家把散在的、零碎的医疗经验，通过归纳总结和分析研究，使其逐步系统化和完整化，使之成为比较完整的医学理论体系。

（二）中医学理论体系的形成

先秦、秦汉时期，实际上是中医学理论体系的形成期。这一时期，"中医四大经典"著作的问世及其世界领先的医学水平，使中国一跃成为当时无可争议的东方的医学中心（当时西方的医学中心是古希腊）。"中医四大经典"成功地构筑起了中医学独特的理论体系，从而成为中医学彪炳青史两千多年的强大依托。

1. 《黄帝内经》——我国现存最早的中医典籍，奠定了中医学理论的基础

《黄帝内经》简称《内经》，过去人们一直认为它是我国现存最早的理论比较完整的医学著作。关于《黄帝内经》的成书年代问题，各种不同观点的存在和争鸣已有数百年历史。一般认为，从春秋战国开始，可能至汉代才完成。所以，此书非出自一人之手，是众多医学家的论著几经修纂而成。《黄帝内经》包括《素问》9卷81篇和《灵枢》9卷81篇，共162篇，全书是黄帝和岐伯等臣子的问答。内容包括医学理论（如生理、病理、诊断、治疗和预防等知识）和哲学思想（阴阳五行、天人关系、形神关系等），这两部分内容是相互作用的。

《内经》的成就绝非三言两语所能论述清楚，仅举以下几个方面简述。第一，引入天人相应、阴阳五行学说，建立整体观念。在春秋时期医学家已将社会上的阴阳、五行哲学理论思想引进医学领域，并用以解释和论述人体的生理、解剖、病理和诊断治疗原则，至《内

经》成书，该理论与医学的结合已达到入微的地步。人体体表、内脏、人与疾病、人与自然环境、人与气候季节，以及疾病认识、处治原则等，无不渗透着天人相应与阴阳五行学说。整体观念确是历代中医学家的一大治疗思想武器，它使医学家们克服了许多局限性、片面性。第二，解剖与血液循环概念的提出。《内经》所记载的人体解剖水平是很高的。中国现代解剖家侯宝璋教授，曾就《内经》等书所记载的解剖数据同现代解剖作了比较研究，侯教授指出《内经》的解剖等基本上是正确的。《内经》还叙述了血脉系统，即经脉、络脉、孙脉，并明确提出血脉运行"如环无端"，永无休止，更正确描述了正常与疾病的脉搏次数、性质等。第三，《内经》医疗技术。众所周知，《内经》是一部理论专著，一般很少涉及疾病的治疗汤药和医疗技术。然而在《素问·阴阳应象大论》里指出："其有邪者，渍形以为汗。"在《五常政大论》一篇中又指出："行水渍之，和其中外，可使毕已。"这两处所叙述的水渍法，正是后世物理疗法中的水疗法。还有古代的灌肠法、穿刺放腹水疗法和外科手术截趾（"急斩之"）的治疗方法。第四，强调早期治疗的预防思想。这里我们仅仅引述《内经》的一些段落佳句，以说明其预防疾病的思想和强调疾病早期治疗的思想已很明确。例如："虚邪贼风，避之有时"；"是故圣人不治已病治未病，不治已乱治未乱，此之谓也。……"《内经》强调，一位高明的医师必须预防疾病于未发之前，或者至少应该在疾病刚刚形成之时就能予以控制，不使发展到难治的地步。

2. 《难经》——阐发了《内经》的旨意，补充了《内经》的不足

《难经》原名《黄帝八十一难经》，是一部与《黄帝内经》相媲美的古典医籍，成书于汉之前，为秦越人所著。其内容丰富，包括生理、病理、诊断和治疗各个方面，补充了《黄帝内经》的不足，对《黄帝内经》中某些疑难问题进行了讨论和阐释。

《难经》以假设问答、解释疑难的方式编撰而成，全书共讨论81个问题，故又称《八十一难》，简称《难经》。全书所述，以基础理论为主，还分析了一些病症。其中，1—22难论脉，23—29难论经络，30—47难论脏腑，48—61难论病，62—68论穴位，69—81难论针法。

《难经》从理论上讲没有超出《内经》的范畴，它对《内经》的某些古奥的理论作了较为浅显的解释，对某些学说，则又在《内经》理论的基础上有所推进和发展。该书对脉学有详细而精当的论述，为后世所称赞。它提出了"诊脉独取寸口"的理论。此外，其在中医理论、针刺以及诊断学上也颇有贡献，对后世中医的发展产生了不小的影响。

3.《伤寒杂病论》——创立了辨证论治的诊治理论，为临床医学的发展奠定了基础

《伤寒杂病论》成书于东汉末年，该书在宋代便被一分为二，其中一本叫作《伤寒论》，另一本叫作《金匮要略》。《伤寒论》确立了外感病六经辨证论治纲领，有397条（法），经方113首，现存112方，是中医学最早的辨证论治专书（辨证论治是中医学理论体系的基本特点之一，具体内容后面将会详细介绍）。《金匮要略》载有杂病40多种，262首方剂，同时也有杂病的脏腑分型辨证论治（所谓杂病，就是外感病以外的所有疾病的总称）。

该书对中医学治疗急慢性传染病、流行病以及内科杂病等理论和技术的发展，曾产生过极其深远的影响，历代医学家围绕着张仲景于该书内所阐发的理论问题和医疗技术问题展开热烈的争论，特别是围绕着防治急性温热病的病因、辨症和治疗思想、选方用药等，有时甚至是十分激烈的，从而产生了不同的学派。例如：经方派与时方派之争，伤寒派与温病学派之争，促成了时方与温病学说得到独立与发展壮大。随着时间流逝，经方派之继承发扬虽然有些衰退，但直至现代却并未退出历史舞台，相反在近些年来随着中成药生产的扩大，在国内外大有复苏和再发展的明显趋势。

4.《神农本草经》（《本经》、《本草经》）——为中药学的理论体系奠定了基础

《神农本草经》成书于汉，作者托名神农，和《内经》一样，此书也非一时一人所作，而是经过秦汉以来很多医药学家的经验积累总结，并不断搜集，最后约在东汉时期编集成书，当然不是指其开始者，而是成书之时。这种看法比较可信。《神农本草经》全书分3卷，收载药物365种，并根据养生、治疗和有毒无毒，分为上、中、

下三品，以养补无毒药 120 种为上品，遏病补虚、有毒无毒的 120 种为中品，除邪多毒药 125 种为下品，这是中国药物学最早、最原始的药物分类法。药物理论方面，概括记述了君臣佐使、七情和合、四气五味、阴阳配合等，并且明确了"疗寒以热药、疗热以寒药"的原则，使药物性能和病机更紧密结合起来，完善了中医学的治疗用药理论。对药物的功效、主治、用法、服法都有一定论述，有利于临床应用。它是我国现存最早的药物学专著，为中药学的理论体系奠定了基础。

总之，成书于一千七八百年前的《神农本草经》，包含了许多具有科学价值的内容，而所反映出的当时我国医学通过大量实践积累起来的对药物的认识，是很了不起的。它对秦汉以前零散的药物知识进行了第一次系统总结，历来被尊为药物学经典著作，并被注释发挥，至今仍是学习中医中药的重要参考书，其中有 158 种药物被选入 1977 年版《中华人民共和国药典》，可谓影响深远。

（三）中医学理论体系的发展

1. 晋、隋、唐时期

这一时期的中医学发展往往带有极强的实用性和综合性倾向，同时出现了医学大分科的兴盛局面。

继《伤寒论》和《金匮要略》之后，这一时期医学家结合临床医疗实践，从不同角度发展了中医理论。如晋代王叔和的《脉经》，结合临床系统探讨了脉学基础理论，是我国现存的第一部脉学专著，这实际上体现了四诊中脉诊的大综合；晋代皇甫谧的《针灸甲乙经》是我国现存最早的一部针灸学专著，这实际上体现了针灸这一专科的大综合；隋代巢元方的《诸病源候论》是我国第一部病因病机症候学专著，这实际上体现着中医病因病机症候学的大综合；唐代孙思邈的《千金要方》、《千金翼方》是两部具有重要学术价值的综合性医著，其中《千金要方》载有方论 5300 首，包括了中医内、外、妇、儿、五官各科以及急救、食疗、按摩、脉学、针灸等，堪称我国现存最早的医学百科全书。这实际上体现了中医学的全方位综合，由于《千金要方》门类齐全，所以，又不妨把它看作是这一时期中医大分科兴盛局面的一个缩影，开中国医学伦理学的先河。

2. 宋、金、元时期

这是一个崇尚创新精神的时代，出现了许多具有独到见解的理论。宋代陈无择的《三因极一病证方论》（简称《三因方》）在病因学上提出了"三因学说"（内因、外因、不内外因）。宋代钱乙的《小儿药证直诀》开创了脏腑辨证论治的先河。金、元时期，则出现了医学史上著名的四家学说——"金元四大家"。"金元四大家"开创了中医学理论争鸣的先河，所以又有"医之门户分于金元"的说法。这四大医学流派的代表人物、代表著作和著名论点分别是：①刘完素（河北河间县，又称守真、刘河间），代表作《素问玄机原病式》、《素问病机气宜式》——"寒凉派"，为后世温病学说开了先河。"六气皆从火化"——感受风、寒、暑、湿、燥、火诸气，在病理变化中，皆能化热生火。"五志过极皆能生火"中的"五志"泛指人的情志活动，由于人的情志活动客观上存在着类型的差别，所以中医学用五行进行分类，称为"五志"。"五志过极皆能生火"指情志反应超过正常的生理范围皆能化热生火。②李皋（晚年号东垣老人，又称李东垣，明之），代表作《脾胃论》、《内外伤辨惑论》——"补土派"。"内伤脾胃，百病由生"——擅长补益脾胃。③张从政（又称张子和，字戴人），代表作《儒门事亲》——"攻邪（下）派"，"病由邪生"，"邪去则正安"，攻下三法——汗、吐、下。④朱震亨（浙江金华义乌丹溪人，又称为朱丹溪，字彦修），代表作《格致余论》——"养阴派"，"阳常有余，阴常不足"论，阴精难成易——擅长滋阴降火法。

3. 明清时期

这一时期，中医学发展进入了一个全面总结的阶段，一些著作明显地带有大而全的特点（医学全书、丛书、类书），这就决定了该时期中医学发展的总体特征——发展缓慢，革命性、跳跃性的发展比较少。当然这样说并非意味着这一时期完全没有革命性的理论。明代赵献可的《医贯》提出"命门学说"。明代张介宾（张景岳）重视脾胃、肾。明代李中梓明确提出"肾为先天之本"，"脾为后天之本"的理论。这些都具有相当的创新意义。但明清时期，中医学最了不起的成就，应该说是温病学理论的日益完善。温病学是研究四时温病发生发展以及诊治方法的一门临床学科。《温病学》根源于《内经》、《难经》和《伤寒》等，但一直到清代才逐渐发展成为一门独立的学科。明代吴又可（有性）的《温疫论》创立了传染病病因学的"戾气学说"（戾气指一类具强烈传染性的病邪），从而为温病学的发展奠定了病因学基础。清代叶天士（天士，香岩）的《温热病篇》首创卫气营血辨证论治体系。清代吴鞠通（吴瑭）的《温病条辨》首创三焦辨证论治体系。薛生白（薛雪）的《湿热条辨》专题讨论湿热病。清代王清任（勋臣）的《医林改错》改正古医书人体解剖的错误，对瘀血病贡献突出。

4. 近代与现代

这一时期的中医学研究，如果从方法学角度看，主要从两个方向展开；整理研究历代医学文献；从中西汇通到中西医结合以及应用现代科学方法研究中医学。

关于中医学的发展，有一个十分重要的规律，这一规律就是中医学和中国传统文化的发展这两者之间存在着"同步演进"的关系，也就是说中医学的发展高峰和中国传统文化发展的高峰在时限、高度和性质上是同步的，具体地说：①秦汉时期——第一高峰，百家争鸣，文化空前繁荣，中医学出现了第一个高峰，产生了中医四大经典著作。②隋唐时期——第二高峰，封建社会高度发展，佛教、道教、儒教三教鼎立而以道教为主。这时中医学的发展形成了第二个高峰，出现了《新修本草》、《诸病源候论》以及《千金方》等综合性、实用性都极强的著作，唐代《新修本草》一书就已经达到国家级规划研究的水平。③宋元时期——最高峰，佛教、道教、儒教三教合流，并最终形成宋代理学，中国文化的发展达到了巅峰，这样便带来了中医学发展的最高峰，所以，"儒之门户分于宋"随之而来的便是"医之门户分于金元"。④明清时期——最后高峰，封建社会晚期，资本主义经济萌芽产生，中医学出现了最后一个高峰。这一时期的医著，常常带有近代科学思想的萌芽，比如李时珍《本草纲目》中的药物栽培、标本制作以及实地、实物考证，王清任解剖的实证科学思想等，这都是由文化背景中近代资本主义思想萌芽所决定的。⑤近代和现代——异质文化的碰撞与交流。中医学发展和文化发展的"同步演进"规律还告诉我们，文化背景很大程度地影响着中医学的过去、现在和未来。

第二节　中医理论体系基本特点

中医理论体系主要包括中医基础医学、中医临床医学和中医预防医学三部分。中医基础医学是关于医学基本问题的理性认识，它既包括历代公认的比较成熟的基本理论，又包括一些医家就医学基本问题所阐发的大量的学术见解，或者说"假说"。它不仅使中医学具有基础学科的某些特征，而且还对中医理论体系的其他组成部分起着指导作用。

中医临床医学是中医临床各科对各种病症的具体认识，包括数千年来积累起来的各种解决病症痛苦的措施、方法和经验。它是在中医基础理论指导下，通过历代医家不断探索和验证积累发展起来的。

中医预防医学是在中医基础理论的指导下，运用各种预防方法，增强体质和防止疾病的发生、发展、传变的一门学科。

中医理论体系形成于中国古代，受到中国古代的朴素唯物主义和辩证法思想的深刻影响，对于事物的观察分析多采用观察分析的方法，多以"取象比类"、运动、联系的整体性观察方法，通过对现象的分析以探求其内在机制。因此中医学理论体系有两个基本特点：一是整体观念；二是辨证论治。此外，还有学者将恒动观念作为中医理论体系的特点。在此，我们主要论述整体观念和辨证论治。

一　整体观念

（一）中医整体观念

整体是与局部相对而言的。所谓整体，实际上即是各个局部的统一性和完整性。中医学非常重视人体本身各个局部的统一性和完整性，同时也非常重视人与自然环境的统一性和完整性。

中医理论体系的特色之一是中医学的整体观念，是关于人体自身的整体性（或称"完整性"），以及人与自然、社会环境统一性的认识。其认为人体是一个有机整体，构成人体的各个组成部分之间，如气、血、津液、脏腑、经络等组织器官，在结构上是不可分割的，在功能上是相互协调、彼此为用的，在病理变化上是相互影响的。例如，以藏象学说来说即是以五脏为中心，一脏一腑的经络相"络"、"属"，阴阳相配，联结成表里。五脏分别与脉、皮、肉、筋、骨的形体和舌、鼻、口、目、耳及二阴等官窍相联结成整体；五脏又分别与喜、怒、忧、思、恐等情志活动相关而成整体。中医对于疾病的治疗原则和方法同样必须从整体观念出发，才能确立正确的治疗原则和方法。例如，治疗口舌溃烂的局部病变，由于心开窍于舌，心与小肠相表里，故可用清心泄小肠火的方法去治疗。

同时，中医也认识到人类生活在自然界中，人体的生理功能和病理变化必然受到自然界的影响。认为自然界的变化必然直接或间接地影响着人体的生理活动，所以人体内在的生理活动与自然环境之间存在既对立又统一的整体关系。认为"人与天地相应也"（《灵枢·邪客》），"人与天地相参也，与日月相应也"（《灵枢·岁露》）。《素问·四气调神大论》说："所以圣人春夏养阳，秋冬养阴。以从其根，故与万物沉浮于生长之门。逆其根，则伐其本，坏其真矣。"这就是人与自然环境既对立又统一的基本机制。

中医认为人与社会关系密切，人类组成社会，每一个人都生活在特定的社会中，社会环境也会给人以影响，这也带来一系列医学问题。中医学即认识到人的生理功能差异的生物基础，又着重探讨了这种差异的社会背景。明代名医李中梓更明确地阐发了"富贵贫贱之有别"的论说。

中医学的整体观念，实际上即指人体本身的整体性和人与自然和社会的整体性。它是中国古代哲学思想和方法在中医学的具体体现，是同源异构及普遍联系思维方法的具体表达。它贯穿于中医学的生理、病理、诊法、辨证、养生、防治等各个方面，是中医学基础理论和临床实践的指导思想。中国传统的"观物取象"的思维方式深刻地渗透于中医思维的形成过程中。中医重视从宏观、整体、系统角度研究问题，把天、地、人、时的统一关系作为研究对象，建立了相应的理论框架，以五脏为中心、经络为联系的有机整体观念和以人体为中心、人与自然界息息相关的"天人合一"观，强调了机体、自然、社会、心理的统一，整体与局部的统一和表里上下的统一。总而言之，中医的思维方式以整体思维为主，涵盖了以阴阳五行学说为纲的抽象思维，以取类比象的直觉思维和推演为特征的形象思维，在实践基础上厚积薄发而形成"灵感"思维。[①]

现代医学模式已从单纯"生物医学模式"向"生物—社会—心理医学模式"转变。而中医一贯重视人与自然和社会的协调对于健康长寿的重要意义。由于人与外界环境存在既对立又统一的关系，所以因时、因地、因人制宜，就成了中医治疗学上的重要原则。因此，在临床诊治疾病的过程中，必须注意分析外界环境与整体功能活动的有机联系。只有这样，才能卓有成效地进行临床诊治。

（二）中医的整体观的解析

西方近代科学思维与东方古代思维都重视整体综合。所不同的是，近代科学思维具有明晰性的分析整体性，东方古代思维具有包容性的笼统整体性。

1. 近代科学的分析整体论

整体论（Holism）这一术语公认是由施穆茨（Jan Smuts）于1926年提出的。它用来指下列观点：这些观点反对把更大的整体只理解为部分之和，同时，坚持认为，如果不把部分归属于这个整体来研究，那么，我们就不能说明或理解这个部分。例如，可以证明，不可能把关于社会等级的事实，还原为是关于社会中的行动者的信念和行为的事实；或者说，可以断言，我们只能把每个个体定位于某种社会角色，或者置于社会意义的系统之中，才能理解其行为。20世纪50年代初，奎因在研究知识论时，发展了迪昂把整个科学理论本身作为实验证实对象的观点，认为科学知识始终作为一个整体而接受经验的检验，被称为迪昂—奎因命题，也被称为科学哲学的整体论。

对于整体论的一般特征有几种不同的观点。笔者赞成下面的观点：对于一个有特定性质的每个 X，X 是相关整体 W 的一个部分，X 不能合理地从整体 W 中分离出来或孤立地取出。那么根据两个禁止

---

① 颜德馨：《中医辨证思维与临床诊疗决策之优化》，《继续医学教育》2006 年第 19 期，第 97—100 页。

我们把 X 从 W 中孤立出来不同的原因，我们可以区分出两种一般类型的整体论。一个原因是，如果把 X 从 W 中分离总是意味着使 X 转变成另外的某个东西。相对应的，一个强整体论就是这样的观点，强整体论认为如果整体 W 有任何修改，那么，X 就不再是 X，而变成了其他某个东西。认为 X 从 W 中孤立取出来是不合理的另外一个原因是，如果我们把 X 从 W 中分离出来，那么我们所知道的任何东西都不可能使我们有资格排除 X 转变成另外某个东西的可能性。与此相关地，实质（弱）整体论［虚拟整体论（virtual holism）］认为，如果整体 W 有任何的修改，那么我们永远不能排除 X 不再是 X 并变成其他什么东西的可能性。

但是，把世界本身作为一个整体进行研究以及对一般整体的性质所做的研究却十分古老，在西方可以上溯到伊奥尼亚学派和米利都学派，在东方则可以追溯到更早的年代。但是，近代以来，形而上学思维方式开始占据统治地位，分门别类的研究方法形成了一种思维习惯，即孤立地、片面地、静止地看问题的习惯；相应的，分析哲学的思想导向日益强化，到 20 世纪中叶以前，一直成为西方哲学的主流思潮。

从不同的角度，对于这个整体论概念可以有几种不同的诠释。

第一，方法论的整体论。在方法论上，整体论反对还原论的立场，正如下面所讲到的。方法论的整体论认为，如果要理解某一个复杂系统，那么最好的方式是去探寻控制整体系统行为的层次的规律，而不应该仅停留在对它组成部分的结构和行为的层次上。反之，方法论的还原论主张，对于一个复杂系统的最好研究方法是研究它的组成部分的结构和行为的层次。

这似乎抓住了在社会科学和生物科学方面关于整体论争论的利害攸关的主要问题所在。在社会学方面，社会是一个由个体组成的复杂系统；而在生物学里，有机物是复杂系统，它由细胞，而最根本上由蛋白质、DNA 和其他分子构成。个体论者坚持研究社会的最好方法是去调查构成社会的单个个体的行为。而整体论者则认为这样的调查是不可能真正清楚明白地显现出作为一个整体的社会的本质和发展趋势的。在物理学中，也有一个相应的争论。还原论者认为凝态物理学坚持这样一种研究方法，即要理解固体或者液体的性能可以应用量子力学的方法去研究它的组成分子、原子、离子和电子的性能。整体论者认为这样做是不明智的，正如一个凝态物理学家所说："这一领域最重要的进展来自在中级或宏观层次上的质量上的新概念的出现，凝态物理学家希望这些概念能够和它的微观组成成分的信息相容，但是这在逻辑上是不可靠的。"（Leggett，1987）

第二，形而上学的整体论。形而上学的整体论者认为整体的本质并不是由它们的构成要素的性质所决定的。我们可以区分三种形而上学的本体论：本体论整体论（Ontological Holism）、属性整体论（Property Holism）、法则整体论（Nomological Holism）。本体论整体论认为，一些物体不是完全由基础的物理部分组成的。属性整体论主张，有些物体的属性并不是由它们的基础的物理组成成分的属性决定的。法则整体论坚持，某些物体遵循的法则也不是由控制基础物理成分的结构和行为的基本的法则所决定的。所有这三个理论都要求清楚地澄清关于什么是基础的物理成分的概念。如果要把物体看成基础的，有一个这样的方法，那就是相对服从于某一程序的物体集合而言，刚好在这种情况下，即这个集合的每一个物体连续地完整地构成了这些基础物体的固定的集合，此时，这个物体我们可以称它是基础的。因此，如果氢气燃烧变成水，那么原子将被看作氢气的基础成分，但是如果氢气经过高热原子核反应转化成氦的话，我们就不能这样说了。

第三，认识论的整体论。这里，笔者试着给出认识论整体论的一般特征。我们称在一个既定的认识环境中与语言 L 联系的所有表达式的认识价值的集合为"认识语境"。认识论的整体论是这样的观点：

对于语言 L 的任何一个表达式 E，E 的认识价值不能从整个认识语境分离开来。如果认识语境有任何实质的变化，我们永远不能排除 E 的认识价值实质改变的可能性。副词"实质上"（substantially）用来避免认识论整体论的琐碎化。如果添加的新的认识特性可以还原成一个旧的特性，那么 E 的认识价值的变化可能是非实质上的。例如，假设我们有一个语句 S 的证据 D。D 的存在是语句 S 中的 P 的认识特性。然后，一个新的原理 T 被加入到这个认识语境里。在这个新的语境里，通过新的原理 T 和旧的证据 D，我们证明了合取 T∧S，那么通过合取消减法（conjunction elimination）我们可以推论出 S。这是 S 的一个新的认识特性 P_2，但是 P_2 可以还原为旧的 P：在 S 的新的证据里唯一重要的是旧的 D，剩下的都是多余的。因此 E 的认识价值的变化是非实质上的。如果 V 是 E 在时间 t 的认识价值并且 V_2 是 E 在一个不同时间 t_2 的认识价值，那么我们可以说 V 实质上区别于 V_2，当且仅当，V_2 至少包含一个不可还原为 V 里的认识特性的认识性质或者反之亦然。E 的认识特性实质变化当且仅当，E 的认识价值实质上不同于旧的认识价值。

表达式 E 的认识价值由与 E 出现时所有的相关的认识作用所组成。相关地，一个特别的认识论整体论的版本是所谓的迪昂—奎因命题（由迪昂仅作为物理学里的一个假设提出来并被奎因一般化到所有的语言领域）。这个命题否认单一的孤立的语句有它们自身的独立的经验内容。一个语句的经验内容被描述成包含两类经验的有序对，既包含所有的证实这个句子的经验也包含证明它不成立的经验。根据迪昂—奎因命题，它使我们误认为一个单个句子的经验内容和整体语句体系是分离的，因为仅仅整体系统能受到经验的检验。迪昂—奎因命题因此是认识论整体论的一个特殊的版本，只有一个认识价值被考虑到了：经验内容。有时这个命题被等同于认识论整体论。但是这可能会使我们误入歧途。迪昂—奎因命题忽视了所有认识价值的非感觉的方面。因此，把认识论整体论等同于迪昂—奎因命题可能有两个错误：认识价值唯一重要方面是经验内容的观点，以及经验内容是整体的，而所有其他推论性的认识价值方面都不受认识语境影响的观点。两个明显的事实可以很好地反驳这两个论证。首先，我们经常通过展示一些非感性的证据以证明一些断言式的语句，例如通过语言学的方法，即通过展示其他的语句。语句间的演绎的和非演绎的推论性的连接是认识价值的其他方面。其次，推论性的连接和经验内容一样能够成为整体。

2. 中医的整体观辨析

整体观是中医理论的特色之一，但是中医整体观是其独具的优势吗？笔者认为，中医的整体观是中医进行思维的重要工具，但整体观念并非中医独有，也并非中医独具的优势。所谓的特色和优势，都是相比较而言的。中医的特色和优势，是指其与西医相比较而言的，即人无我有，人有我优。

从前面关于中医理论特色的介绍中，我们已经知道了，所谓的中医整体观念就是指"中医认为，人体是一个有机的整体，人体的结构互相联系，不可分割；人体的各种功能互相协调，彼此为用，在患病时，体内的各个部分亦相互影响。同时，中医认为人和环境之间相互影响，是一对不可分割的整体"。① 那么西医是怎么看待人体及其与环境的关系呢？西医强调："人体生理学的任务就是研究构成人体各个系统的器官和细胞的正常活动过程，特别是各个器官、细胞的功能表现的内部机制，不同细胞、器官、系统之间的相互联系和相互作用，从而使人们认识到人体作为一个整体，其各部分的功能活动是如何互相协调、互相制约，在复杂多变的环境中能维持正常的生命活动过程。"② 这一观点同样具备中医整体观的医学内涵。就人与环境的密切联系而言，"西医是通过大规模的流行病调查来形成相关内容，就指导思想而言却与中医完全一样，如果有不同，则是西医注重由对现实情况的统计学分析得出结果，而中医较为注重从古人经典中的论述寻找依据。中医理论的表述形式具有模式化的特点，往往显得非常整齐，如论及五脏系统构成，每一系统都必有一脏、一腑、一体、一窍；五脏系统之间的五行生克关系更是非常机械。也就是说，中医的整体在一定程度上不是理论的内涵而是由于理论的表述方式给人的一种主观感觉。这样的表述必然是对客观事实进行了相当的主观取舍，因而不可能是对事物本身的真实整体再现"。③

从方法论角度来看，中医的整体观不是现代意义上的西方可分析整体论思想。近代西方方法论整体论认为，如果要理解某一个复杂系统，那么最好的方式就是去探寻控制整体系统行为的层次的规律，而

---

① 吴敦序：《中医基础理论》，上海科学技术出版社 1995 年版，第 4 页。
② 姚泰：《生理学》，人民卫生出版社 2001 年第 5 版，第 1 页。
③ 张举正、蔡北源：《中医整体观是中医的特色与优势吗》，《医学与哲学》2002 年第 11 期，第 58—59 页。

不应该仅停留在对它组成部分的结构和行为的层次上。其突出的一个特征是强调整体与部分之和之间的非线性关系，也就是常说的整体可大于、等于或小于局部之和，而整体中的部分与单独的部分之间属性上存在差异。而反观中医学，"中医的整体与局部之间呈加和关系。如心的功能加上气的功能就是心气的功能，心病的症状加上气虚的症状就是心气虚的症状，治疗上也如此。需要指出的是，这里指的是中医的理论认识。比如当归配黄芪的实际药理作用肯定不等于两味药物药理作用的简单相加，但在中医的理论认识上却恰恰就是一个简单的相加：一个益气一个养血，配起来就是益气养血了"。①

中国古代传统医学体现了原始的朴素的笼统的整体论。中医的理论体系并不把重点放在人体的基于解剖学的器官，而是放在对整体的性状的描述和分类。在元气论基础上发展起来的中医整体观排除了结构观念，不论认识生理现象还是认识病理现象，都只能从整体的全过程出发，不能通过其片断的认识连接实现整体认识，对任何一个生命和疾病现象的认识，既不考虑局部，也不探究结构，都要从整体的内外无限性给予说明。科学总要从具体问题入手，建立在"元气论"基础上的中医整体观没有结构，缺少要素，所以不允许分析，不但达不到对细节的了解，而且取消了了解细节的可能性。

综上所述，我们认为，"中医学早期发展中就已经确立了整体观察，注重外部现象联系，忽视以结构探索去认识疾病的方法，缺少研究疾病的实证精神。这种混沌的整体观使理论停滞于哲学猜测的层次，未落实到科学的准确性上来，对现象所反映的内在本质规律无法揭示，处理问题自然不能准确"。②

二　辨证论治

辨证论治是中医诊断疾病、治疗疾病的基本方法，是诊察、分析、处理疾病的诊断和治疗过程，是中医临床各科的诊疗特点，也是中医学的基本特点之一。它是古人为了保养生命和治疗疾病作出的一

---

① 张举正、蔡北源：《中医整体观是中医的特色与优势吗》，《医学与哲学》2002 年第 11 期，第 58 页。

② 张岚、常存库：《也论中医整体观的特色与优势——与韩成民先生商榷》，《医学与哲学》2004 年第 4 期，第 60 页。

种创造，也是中医理论框架和临床治疗的主体部分，甚至可以说"辨证论治是中医临床操作系统"，掌握辨证论治这一方法，是继承和发扬中医药学的一个非常重要的问题。① "病"、"证"、"症"是中医科研与临床的基本立足点。一般认为，"病"反映疾病全过程的总体属性、特征或演变规律；"证"是疾病全过程中某一阶段的本质或内部联系；"症"之症状体征，是疾病外在表现。② "十二五"规划教材《中医基础理论》亦持类似观点，认为"病"是机体阴阳失调，脏腑组织损伤或生理功能障碍的一个完整的生命过程；"证"是疾病过程中某一阶段或某一类型的病理概括，包括了病变的部位、原因、性质和邪正盛衰变化，能够揭示病变的机理和发病趋势；"症"是症状和体征的总称。③ 这些概念的各自内涵及区别需要进一步阐述清楚，避免病症不分，以"症"为"病"。而临床只辨证不辨病，会导致同一疾病不同时期的辨证相互矛盾，以及难以预知疾病的疗效和预后等诸多问题，这些问题都是由于病、证、症概念混淆所致。要发展中医理论，必须先对中医学的这些概念进行系统整理。只有"辨证"和"辨病"相结合，才能较全面地把握疾病。"病"、"证"、"症"为疾病的三个基本层次，是临床治疗的立足点，是组方用药的基本依据。

众所周知，《伤寒杂病论》建立辨证论治的体系。无论是《伤寒论》辨治外感病证，还是《金匮要略》辨治内伤杂病，各篇篇名中均明确以"病脉证并治"或"病脉证治"言之，极为清晰、极为醒目地突出了四个字，即"病"、"证"、"脉"、"治"。"病"自然指疾病；"证"指证型病机；"脉"实指"脉症"，即四诊搜集到的症状；"治"显然是指治疗。由此可见，张仲景强调中医辨证论治应"辨病"与"辨证"相结合，而这二者皆离不开人所表现出来的症状，《伤寒论》辨证论治的实质是辨病、辨证、辨症三位一体。所谓辨证，即是将通过四诊（望、闻、问、切）搜集得来的所有临床现象包括症状和体征，在中医基础理论指导下，进行分析、综合，辨别疾病的原因、性质和部位，以及邪正之间的关系等，然后作出辨证结

---

① 任应秋：《谈谈中医的"辨证论治"》，《陕西新医药》1976 年第 1 期，第 35—39 页。
② 《全国中医病名与证候规范研讨会述要》，《中国中医药学报》1990 年第 5 期。
③ 孙广仁：《中医基础理论》，中国中医药出版社 2002 年版，第 19 页。

论。这里，辨证所依据的信息主要是症状、体征。换句话说，它只能依据一些宏观现象层面的信息，因此，最后所要辨清的疾病"本质"就只能是从现象层面进行的概括。所谓论治，就是在辨证的基础上，经过进一步思考而确立治疗法则。辨证是确定治疗原则和方法的前提和依据；论治是治疗疾病的手段和方法，也是检验辨证是否正确的试金石。辨证论治是中医学理论与实践相结合的体现。

中医治疗疾病，不论何种病证都必须进行辨证，即使已明确诊断为某种疾病，也同样需要辨证，然后才能确定其治疗原则和方法。例如，以明确诊断感冒为例，也必须全面分析其临床表现，首先确定其属于风寒感冒还是风热感冒；其病尚在表或是已入里化热，然后能确定其适合于具体病情的治疗原则和方法。因此，辨证论治，是既区别于头痛医头、脚痛医脚的对症治疗，而又区别于那种不分病情轻重缓急、不分主次、以一方一药针对一病一证的治病方法。

辨证论治作为指导中医临床诊治疾病的根本方法，还在于它能辨证地对待病与证之间的关系，因为任何一种疾病，都可发生不同的临床表现。不同的疾病，也可以产生大体相同的临床表现。所以在辨证论治原则指导下，同一种疾病，可以有不同的证；不同的疾病也可以有相同的证。故有人把辨证论治称为"同病异治"、"异病同治"。以感冒为例，由于季节的不同，其感受的病邪也不同。如夏天感冒，多属暑邪，应以清暑化湿为主，与其他季节的感冒有所不同。

关于以上两个特点，一直以来，谈到中医特色，一般大家都会说是"整体观念"和"辨证论治"，这几乎成了中医之习惯法。当然，还有学者把"人文精神"①、"恒动观念"② 作为中医学的特点。

第三节　中医理论结构分析

中国历史书《上下五千年》（中国自然科学卷）中的一段话，在

①　程雅君：《中医哲学史》（第一卷），巴蜀书社 2009 年版，第 3、847 页。

②　印会河、童瑶主编：《中医基础理论》，人民卫生出版社 2006 年第 2 版，第 10 页。

自成体系的中医学章节中指出："中医在中国古代科学的各分支中，未被近代科学所融汇，且至今仍有强烈生命力，唯有传统的中国医药学。其所以能够如此，原因之一是它拥有自己的理论、方法和内容，即形成为一个完整的科学体系。"从整体的科学理论的理论结构来看，中医药学也大致是可以看作一门科学的，它有作为形而上学陈述的阴阳五行学说，作为分析和科学陈述的脏腑理论和经络说，作为经验陈述的经典药方，但在逻辑与数学陈述方面没有出现体系化而没有相当于这一层次功能的病症（模型）陈述。这导致中医不像现代医学而可类比于西方亚里士多德式的医学。因此，从理论结构角度看，中医即使是一门科学，也要落后于西医。

一　中医的元气本体论

气是中国古代哲学范畴系统中一个最重要的最基本的范畴，是运动着的、至精至微的物质实体，是构成宇宙万物的最基本元素，是世界的本原，是标示着占有空间、能运动的客观存在。"太虚寥廓，肇基化元，万物资始，五运终天，布气真灵，总统坤元，九星悬朗，七曜周旋，曰阴曰阳，曰柔曰刚，幽显既位，寒暑弛张，生生化化，品物咸章。"（《素问·天元纪大论》）《内经》称宇宙为太虚，在广阔无垠的宇宙虚空中，充满着无穷无尽具有生化能力的元气。元气敷布宇空，统摄大地，天道以资始，地道以资生。一切有形之体皆赖元气生化而生成。元气是宇宙的始基，是世界万物的渊源和归宿。气是中国古代对世界本原的粗浅认识，从云气、水气到量子、场，无不涵盖其中，可谓"至大无外"，"至小无内"。气是一种肉眼难以观察的至精至微的物质，古代哲学家认为"气"是世界的物质本原。东汉王充谓"天地合气，万物自生"（《论衡·自然》）。北宋张载认为"太虚不能无气，气不能不聚而为万物"（《正蒙·太和》）。气和万物是统一的，故曰"善言气者，必彰于物"（《素问·气交变大论》）。

如果说原子论是西方近代和现代科学赖以确立的基本信念，那么，元气论则是东方传统科学，包括中医学赖以建立的基石。在我国古代思想史上，元气本体论是占主导地位的本体论思想。中医认为，气不仅是宇宙的本原，同时也是生命的本原。元气是天地万物的中介，气贯通于天地万物之中，具有渗透性和感应性。未聚之气稀微而无形体，可以和一切有形无形之气相互作用和相互转化，能够衍生和接纳有形之物，成为天地万物之间的中介，把天地万物联系成一个有机整体。"以万物本一，故一能合异，以其能合异，故谓之感。……阴阳也，二端故有感，本一故能合。天地生万物，所受虽不同，皆无须臾之不感。"（《正蒙·干称》）阴阳二气的相互感应产生了天地万物之间的普遍联系，使物质世界不断地运动变化。运动是元气的根本属性，天地之气动而不息。气是具有动态功能的客观实体，始终处于运动变化之中，或动静、聚散、升降、屈伸，以运动变化作为自己存在的条件或形式。《内经》称气的运动为"变"、"化"，"物生谓之化，物极谓之变"（《素问·天元纪大论》）。

中医理论所涉及的问题，大多离不开气。中医学将哲学的元气论应用到医学方面，认为人是天地自然的产物，机体由气聚合而成，机能活动是气推动激发的结果，并以气化运动的规律阐述了人体生命活动和病理变化的规律。人不断从外界摄入"清气"，呼出"浊气"；从饮食中吸取水谷精气，以生化气血津液；"邪气"泛指各种致病因素，"正气"则代表抗病能力；疾病的发生发展，就是邪正之气斗争的过程及结果。可见，整个中医的理论都建立在元气本体论基础之上。中医学所说的元气，是人体最根本、最重要的气，是构成人体和维持人体生命活动的原始物质和原动力。元气，《难经》又称"原气"；《内经》虽无"原气"或"元气"的概念，但有"真气"之说。元气、原气、真气，都主要是指先天之气。元气的生成来源是肾中所藏的先天精气，在人生命过程中，元气又赖于后天水谷精微的涵养，随着生、长、壮、老、已的生命规律而壮盛、衰亡，是人体脏腑机能的综合表现，是生命之根。

元气论的特点是整体性、连续性、无形性、功能性、化生性。[1]"元气是一个整体物质，没有内部结构，也没有量的规定性，没有固定的形状，是一种没有空隙、在空间中具有连续性的物质存在，'元气混涵，清虚无间'（王廷相《慎言·道体》），但是元气有功能，气可以化生万物，可是气如何化生万物却没有理论说明，因而

---

① 刘锐：《大化流行与天人同构》，博士学位论文，黑龙江中医药大学，1996年。

是直觉的。气一元论可以把握世界总画面的一般性质,却不能说明构成世界总画面的具体细节,气所具有的功能是一种无结构的功能,这与西方的原子论有很大的区别。但元气是万物的起始和始基,当然也是生命和疾病的起始和始基。元气的有功能而无结构的特性导致我们在解释事物时只能解释功能差异而不能解释结构差异,也就是说功能差异的原因得不到说明。元气的化生性也使万物转化得不到结构说明。"①

但从科学理论的本体论角度看,现代医学的本体论是基于现代物理科学的原子论为主导的,当把亚里士多德不同本性的水气火土(还有乙太)变为同一种本性的量的差异的原子本体时,定量的数学方式与实验方法就成为近代科学(包括医学)研究的主要方法。但中医的本体论既不同于原子论(基于数学与实验方法)也不类比于亚里士多德的五元素说,亚里士多德的水气火土是严格区分而不同、可相互转换的,水气火土与乙太又有本质的差异。而阴阳五行是相生相克的,这种思想当运用于人之医学是暗含了身心的相交之关系。

中医学把中国古代哲学的元气论应用于医学方面,形成了中医理论中的气一元论,用于建立中医学的自然观、生命观、健康观和疾病观、治疗观以及养生康复观和方法论等,论述了生命科学的基本问题。在此,我们就中医学中的医学观和科学方法论等方面的基本观点,说明气一元论在中医学中的应用。

中医学的气一元论认为,气是物质性的实体,是世界的本原,是构成天地万物的基本元素。人为万物之灵,是自然的产物,也源于气。中医学的气一元论,以气为中介将人与天地联系起来,提出了"人与天地相参"的观点,将人体置于自然环境和社会环境之中,从天、地、人,即人与自然、社会环境之间的关系,来考察生命的运动规律,强调上知天文,下知地理,中知人事,方可为医。天、地、人三才一体的系统整体观贯穿于中医学理论体系之中,指导人们认识生理、病理及诊治疾病和预防、养生等医疗实践活动,从而确立了具有

---

① 韩彦华:《中医诠释学研究论纲》,博士学位论文,黑龙江中医药大学,2008 年,第 7 页。

中国传统文化特色的天、地、人三才一体的整体医学观。

二 形而上学陈述的阴阳五行学说

（一）阴阳学说

阴阳学说是在气一元论的基础上建立起来的中国古代的朴素的对立统一理论，属于中国古代唯物论和辩证法范畴，体现出中华民族辩证思维的特殊精神。气是物质性的实体，是世界的本原，是构成天地万物的基本元素。气的范畴肯定了物质世界的统一性，阴阳是气的两种固有属性。按照阴阳分，则世界上的气可分为阴气和阳气两类。其哲理玄奥，反映着宇宙的图式。阴阳学说认为，世界是物质性的整体，宇宙间一切事物不仅其内部存在阴阳的对立统一，而且其发生、发展和变化都是阴阳二气对立统一的结果。

阴阳二气对立统一关系是逻辑反对关系，矛盾关系是 A 与 ~ A 的关系，所以阴阳的辩证统一关系整体上是非矛盾关系，但其中各支命题之间是矛盾关系。

阴阳是中国古代哲学的基本范畴之一，也是易学哲学体系中的最高哲学范畴。中国古代哲学中的一些重要概念、范畴和命题都是以阴阳这一范畴为基础而展开讨论和阐释的，把阴阳当成事物的性质及其变化的根本法则，将许多具体事物都赋予了阴阳的含义。事物的对立面就是阴阳。对立着的事物不是静止不动的，而是运动变化的。阴阳是在相互作用过程中而运动变化的。阴阳的相互作用称为"阴阳交感"，又名阴阳相推、阴阳相感。交感，交，互相接触；感，交感相应。互相感应，交感相应，谓之交感。阴阳交感表现为阴阳的对立、互根、消长和转化，其是阴阳学说的基本内容。这些内容不是孤立的，而是互相联系、互相影响、互为因果的。

中医学把阴阳学说应用于医学，形成了中医学的阴阳学说，促进了中医学理论体系的形成和发展，中医学的阴阳学说是中医学理论体系的基础之一和重要组成部分，是理解和掌握中医学理论体系的一把钥匙。"明于阴阳，如惑之解，如醉之醒"（《灵枢·病传》），"设能明彻阴阳，则医理虽玄，思过半矣"（《景岳全书·传忠录·阴阳篇》）。

阴阳范畴引入医学领域，成为中医学理论体系的基石，成为基本的医学概念。在中医学中，阴阳是自然界的根本规律，是标示事物内在本质属性和性态特征的范畴。其既标示两种对立特定的属性，如明与暗、表与里、寒与热等；又标示两种对立的特定的运动趋向或状态，如动与静、上与下、内与外、迟与数等。

总之，事物和现象相互对立方面的阴阳属性，是相比较而言的，是由其性质、位置、趋势等方面所决定的。阴阳是抽象的属性概念而不是具体事物的实体概念，也是一对关系范畴，它表示各种物质特性之间的对立统一关系。所以说："阴阳者，有名而无形。"（《灵枢·阴阳系日月》）

阴阳学说是中国古代关于对立统一规律的理论知识。中医学继承和发展了中国古代的阴阳学说，把朴素的唯物论和辩证法推向了一个新的水平，形成了中医学的世界观和方法论，用于阐明生命运动的规律，指导医疗实践，成为中医学术思想的理论基础之一。

（二）五行学说

阴阳五行学说不仅是中医的理论基础，而且是中国传统文化的渊薮。最早提出"五行"一词的是《尚书·甘誓》，最早对"五行"作了系统解释的则是《尚书·洪范》，该书认为五行指五种自然物质，即五材，亦即木、火、土、金、水。后来经过演变而引申为五种属性乃至五种功能，经过长时间的演变，五行已升华为一个比较抽象的哲学概念，不再特指木、火、土、金、水这五种物质本身，而是指这五种物质的性质和作用。

中医学把五行学说应用于医学领域，以系统结构观点来观察人体，阐述人体局部与局部、局部与整体之间的有机联系，以及人体与外界环境的统一，加强了中医学整体观念的论证，使中医学所采用的整体系统方法进一步系统化，对中医学特有的理论体系的形成，起了巨大的推动作用，成为中医学理论体系的哲学基础之一和重要组成部分。随着中医学的发展，中医学的五行学说与哲学上的五行学说日趋分离，着重用五行互藏理论说明自然界多维、多层次无限可分的物质结构和属性，以及脏腑的相互关系，特别是人体五脏之中各兼五脏，即五脏互藏规律，揭示机体内部与外界环境的动态平衡的调节机制，阐明健康与疾病、疾病的诊断和防治的规律。

　　中医学的五行，是中国古代哲学五行范畴与中医学相结合的产物，是中医学认识世界和生命运动的世界观和方法论。中医学对五行概念赋予了阴阳的含义，认为木、火、土、金、水乃至自然界的各种事物都是阴阳的矛盾运动所产生。阴阳的运动变化可以通过在天之风、热、温、燥、湿、寒六气和在地之木、火、土、金、水五行反映出来。中医学的五行不仅仅是指五类事物及其属性，更重要的是它包含了五类事物内部的阴阳矛盾运动。

　　中医学的五行概念，一是标示着物质世界，不论自然还是生命都是物质形态的多样性统一；二是标示着中国整体思想中的一种多元结构联系的思维形态。多元结构联系的整体思维是中国古代相关性思维的典型形态之一，这种思维形态在中医学中获得了更典型、更充分的表达。中医学的五行概念，旨在说明人体结构的各个部分，以及人体与外界环境是一个有机整体，属于医学科学中的哲学概念，与纯粹哲学概念不同。

　　总之，五行学说以天人相应为指导思想，以五行为中心，以空间结构的五方、时间结构的五季、人体结构的五脏为基本框架，将自然界的各种事物和现象，以及人体的生理病理现象，按其属性进行归纳，即凡具有生发、柔和特性者统属于木；具有阳热、上炎特性者统属于火；具有长养、化育特性者统属于土；具有清静、收杀特性者统属于金；具有寒冷、滋润、就下、闭藏特性者统属于水。从而将人体的生命活动与自然界的事物和现象联系起来，形成了联系人体内外环境的五行结构系统，用以说明人体以及人与自然环境的统一性。图2-1和图2-2分别反映了五行的归类和五行间的相生相克关系。

　　气、阴阳、五行，均为中国古代唯物主义哲学关于世界的物质构成的哲学范畴，属于世界本原的物质概念。气一元论、阴阳学说和五行学说，是中国朴素的唯物论和辩证法，是中国传统文化认识世界的根本观点和方法，体现了中华民族特有的智慧和才能。它们渗透到中医学领域后，促进了中医学理论体系的形成和发展，并贯穿于中医学理论的各个方面。其中，气一元论作为一种自然观，奠定了中医学理论体系的基石，可以说中医学理论体系的全部学说都是建立在气一元论的基础上，因此气一元论更具有"本体论"性质，旨在说明天地万物的物质统一性，人之生死，全在于气。而阴阳学说和五行学说作为方法论，则构成了中医学理论体系的基本框架。气一元论、阴阳学说和五行学说，既各有所指和特点，又相互关联。

五声	五味	五色	五方	五气	五季	五行	五脏	五腑	五官	五体	五志
角	酸	青	东	风	春	木	肝	胆	目	筋	郁怒
徵	苦	赤	南	暑	夏	火	心	小肠	舌	脉	喜
宫	甘	黄	中	湿	长夏	土	脾	胃	口	肉	思
商	辛	白	西	燥	秋	金	肺	大肠	鼻	皮	悲
羽	咸	黑	北	寒	冬	水	肾	膀胱	耳	骨	恐

图 2 - 1　五行的归类

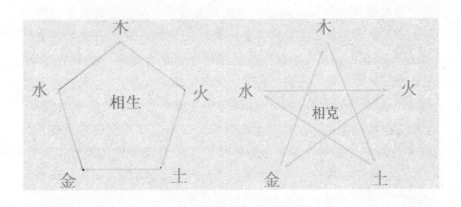

图 2 - 2　五行的生克关系

三　作为分析和科学陈述的脏腑理论和经络说

(一) 中医脏腑理论

脏腑理论是中医理论的核心，故历来受到重视。脏腑理论，是研究以人体内脏为中心的整体的生理功能、病理变化及其相互关系的学说，它是中医理论体系的基础和核心，对于临床实践有着普遍的指导意义。脏腑是人体胸腹腔内器官的总称。脏腑，本作"藏府"。藏、府二字之本义都是指仓库而言，但所藏之物的性质却不相同："藏"是贮藏珍贵物品（善物）之所；而"府"则仅储藏文书、财物、谷粟等日常生活必需品。藏、府二字引入医学后，随之便赋予了医学属性。《灵枢·胀论》云："脏腑之在胸胁腹里之内也，若匣匱之藏禁器也，各有次舍，异名而同处，……夫胸腹，脏腑之郭也"；《素问·五脏别论》又云："五脏者，藏精气而不泻也……六腑者，传化物而不藏……"明确指出脏腑位于人体胸腹腔内，脏腑位于人体胸腹腔内，"脏"贮藏的是对人体弥足珍贵的"精气"，"腑"则仅储藏、传送水谷之物。在此，脏腑的功能可以归结如下：

五脏主藏精气，然藏中有泻，这从五脏将所藏精气转输到其相应的体、官、窍以供这些组织器官营养之需上则更能得以证实。如《灵枢·脉度》即云："五脏常内阅于上七窍也，故肺气通于鼻，肺和则鼻能知香臭矣；心气通于舌，心和则舌能知五味矣；肝气通于目，肝和则目辨五色矣；脾气通于口，脾和则口能知五谷矣；肾气通于耳，肾和则耳能闻五音矣。五脏不和则七窍不通。"

六腑不仅贮藏、传化水谷，亦能接受、容纳五脏"糟粕"，并将之排出体外。如《素问·五脏别论》云："夫胃大肠小肠三焦膀胱……此受五脏浊气，名曰传化之腑，此不能久留输泻者也。"杨上善注云："天主输泄风气雨露，故此五者受于五脏糟粕之浊，法于天气，输泻不藏，故是恒腑。"[1] 可见，六腑主传化水谷，亦泻中有藏。"不藏"仅是从时间上来说，饮食水谷不能久藏而已。此正如王冰所言："水谷入已，糟粕变化而泄出，不能久久留住于中，但当化已输泻令去而已，传泻诸化，故曰传化之腑也。"

脏腑理论，又称藏象学说。张景岳在《类经》中说："象，形象也。藏居于内，形见于外，故曰藏象。"可见它的形成，主要是通过长期对人体生命活动的种种现象的观察，比较健康与疾病两种状态反映的区别与联系，再通过反复的医疗实践，从病理现象和治疗效应来

---

① 杨上善：《黄帝内经太素》，科学技术文献出版社 2000 年版，第 150 页。

分析和反证人体的生理功能，同时也结合一定的古代解剖知识而逐步完善为系统的理论。

机体以五脏为中心，脏与腑阴阳表里相合为一个整体，如肺与大肠、脾与肾与膀胱等不仅通过经络相互络属，而且在生理功能上紧密联系成一个系统；脏腑与体表的形体诸窍各有特定的联系，如心其华在面、其充在血脉、开窍于舌；肝其华在爪、其充在筋、开窍于目等；五脏与精神情志和意识思维活动有关，通过对"心藏神、肺藏魄、肝藏魂、脾藏意、肾藏志"的认识和分类，进一步探讨其与各脏生理功能的关系；五脏之间的协调，是机体内环境恒定自稳的根据。同时，五脏通过与形体诸窍、精神意识活动的联系，沟通机体内外环境之间的关系，调节和维持更大范围内的多层次间的协调平衡。

可见，主要运用这种直观的、宏观的观察研究方法（即采用不打开人体"黑箱"的方法）所得出的结果，必然大大地超越了人体解剖学、形态学方法（即打开人体"黑箱"的方法）研究的范围。因此，中医学的脏腑，不单纯是一个解剖学的概念，更重要的是它概括了人体某个方面或某个系统或某个层次的生理学、病理学内容。

（二）经络说

经络是中医基础理论的核心之一，"经络"一词作为人体组织结构的名称，首先见于《内经》。如《灵枢·邪气藏府病形》说："阴之与阳也，异名同类，上下相会，经络之相贯，如环无端。"研究经络系统的生理功能、病理变化及其与脏腑之间的关系的理论称为经络学说。它是中医基础理论的重要组成部分，是中医分析人体生理、病理和对疾病进行诊断治疗的主要依据之一。它涵盖内容非常广泛，涉及中医学的生理、病理、诊断、治疗等各个方面，阐述了人体各部分之间的相互联系及其调控规律，既可反映经络内连脏腑的生理、病理活动，又可将其接收到的外来刺激信息传至脏腑而调节其功能。经络系统，包括十二经脉、奇经八脉、十二经别、十五络脉、十二经筋以及十二皮部，将人体内外联系成一个有机的整体，其中十二经脉是经络系统的主干，是后天气血传化的路径，经络几千年来对中医临床实践起着指导作用。①

　　经络是人体气血运行的通道。经络不仅在体表四肢纵横交错，在体表与内脏间穿梭往来，而且在体内脏腑间也相互联系，贯通络属。脏腑间的经络联系有直接联系与间接联系两种，从而使脏腑紧密相关。经络的生理功能，实际上是"经气"的作用，主要有沟通表里上下联系脏腑器官；通行气血，濡养脏腑组织；感应传导以及调节人体各部分功能等方面。《灵枢·经脉》指出："经脉者，所以决死生，处百病，调虚实，不可不通"，十八个字全面概括地表明了经络系统在人体生理、病理和防治疾病等方面的重要性。经脉能决定人的生和死，是因为经络具有沟通人体内外，运行气血的作用；能处百病，是因为经络具有抗御病邪、反映症候的作用；能调节虚实，是因为经络具有传导感应，补虚泻实的作用。②

　　经络学说被广泛运用于解释人体的生理、病理，以及对疾病的诊断和治疗。现说明中医在阐释病理变化和指导对疾病的诊断和治疗的表现。举例来说，在正常生理情况下，经络有沟通表里上下、运行气血、感应传导的作用，当人体发生病变时，经络就成为传递病邪和反映病变的途径了。《素问·皮部》说："邪客于皮肤，则腠理开，开则邪客于络，络脉满，则注于经，经脉满，则入舍于脏腑也。"由于经络内属于脏腑外络于肌肤，所以外邪可通过经络从皮毛肌腠逐步深入，内传五脏六腑。这就是说，经络学说可以用来阐释病邪由表入里转变的机制。至于脏腑之间病变的相互影响，除运用藏象学说来阐释外，也需要运用经络学说，才能做出比较全面的分析。

　　四　作为经验陈述的经典药方

　　中医医案包括临床表现、诊断、辨证、立法、处方、评述等若干要素，其中处方记录治疗药物及其剂量，是医家主观思维的产物。中医学中，辨证立法是处方的总原则，即所谓"方从法出，法随证立"。处方与其主治病证、病机具有高度针对性，通常被表述为"方证相关"。"因证而效"也是中医方剂区别于现代治疗药物及方案的

---

　　①　李艳、严灿、邓中炎：《营气的实质探讨》，《陕西中医学院学报》2000 年第 5 期。
　　②　王启才：《经络发微——十二经脉以外经络体系的研究及临床应用》，人民卫生出版社 2006 年版。

重要特点。中医处方融合"理、法、方、药",是中医"辨证"的体现、"论治"的工具。任何一首成方都是临床辨证论治的产物,临床疗效的取得从根本上讲来源于处方。可以说,处方是中医医案中最具价值、最为客观的数据信息。

中医"处方"是医生辨证论治的落脚点,它虽然是主观思维的产物,但临床疗效的成败都取决于"处方"的具体内容(中药的有机组合)。从这个角度来说,"处方"是研究医生经验最具客观性的数据,通过分析处方取得疗效的缘由,就可以分析出医生辨证论治过程的知识要点。

五　中医理论的类比思维辨析

中医之所以形成富有特色优势的理论体系和诊疗方法,从根本上说是由中国传统特有的思维方式所决定的。刘长林在《中国系统思维》一书中,将思维方式比作"一个民族的文化基因",认为是"民族特殊性的重要标志"。[1] 杨振宁先生 2004 年曾发表演讲,对中国的《易经》中包含的逻辑思维进行了评述,杨先生认为《易经》的思维方式是归纳推理。[2] 其观点在海外中国哲学研究者中具有一定代表性,但国内学者一般认为《易经》的思维方式是类比,"正是类比思维的滥用,由于其结论的或然性,阻碍了古代科学向近代科学的蜕变"。[3]

那么归根结底是什么原因导致了中医理论强的可理解性和弱的可靠性呢?关键在于其建立在类比思维方式上的理论体系,虽然具有合理性一面,但同时具有不可靠性一面。要真正地理解中医,我们需要对中医学理论进行深入、细致、脚踏实地的研究,从方法学上发掘其体系,阐明其理论不失为一个有效的途径,中医学的思维方式是一个很好的切入点。取象类比是中国传统文化中所特有的思维方法,其是根据被研究对象与已知对象在某些方面的相似或类同,从而认为两者

---

① 刘长林:《中国系统思维》,中国社会科学出版社 1990 年版,第 1—14 页。

② 杨振宁:《〈易经〉与中华文化》,http://cul.sohu.com/20040906/n221901236.shtml。

③ 许外芳:《略论〈易经〉的类比思维及其对中国古代科技的影响》,《学术探索》2007 年第 5 期。

在其他方面也可能相似或类同，并由此推测被研究对象某些性状特点的认知方法。① 此种认识方法对中医理论的形成也有着重要的影响，其贯穿于中医理论形成的始终。

（一）中国古代类比思维

一般来说，整体思维、类比思维和辩证思维构成了中国传统思维模式的三种主要形式。整体思维是把天、地、人以及社会看成密切贯通的整体，认为天地人我、人身人心都处在一个整体系统之中，各要素之间存在相互联系依存的中国古代思维模式；类比思维是根据事物外部特征或内在属性进行比照与联系的中国古代思维，中国传统类比思维善于抓住事物之间的某种相关进行类比象征，以达到由此及彼、由近及远的分析与表述的目的；辩证思维指的是运用对立而统一的观点、方法来认识、分析各种自然现象及其变化的中国古代辩证思维。其中，类比思维在中国整个思维发展过程中具有特殊的作用。

1. 类比思维定义及形式

什么是中国古代的类比思维？我们首先来看看这个概念的界定情况。我国学者一般是这样界定类比思维的，"类比思维是指古人受天人合一理念的影响，在对自然界观察的基础上，将具有相似或相同特征（即象）的事物划为一类，并在类的基础之上进行比较、推导，确定不同类间的联系，使知识在不同类间迁移的一种思维方式"。②③古代中国人很早就发现天地万物、人事习俗存在着类别，并按照特定时期民族心理、观念与认识水平对事物类别加以区分，"古代中国人的类比思维，常见的、主要的是在'天象'、'地法'、'人事'之间作类比"。④ 例如《说文·叙》指出："古者庖物氏之王天下也，仰则观象于天，俯则观法于地，视鸟兽之文与地之宜，近取诸身，远取诸物。"可见，古代的类比思维是从"天、地、人"系统整体思维衍生出来的，是体现系统整体思维的。类比思维"是就天地、人、万

---

① 邢玉瑞：《〈黄帝内经〉理论与方法论》，陕西科学技术出版社 2005 年版，第 202 页。

② 孙雨来：《类比思维在中医治则治法中的意义》，《中医药学刊》2003 年第 3 期。

③ 苗彦霞：《类比思维在中药学理论中的应用》，《陕西中医》2002 年第 11 期。

④ 《中国传统的思想观念与精神文化》，http://space.dianyuan.com/article/6241。

物之间的外部特征与内在属性进行类比"。① 在《左传》中就记载了许多"观天象知人事"的例子，例如，《左传·僖公五年》："必书云物，为备故也。"杜注："云物，气色灾变也"，"素察妖祥，逆为之备。"这是说要把天地之间异常的现象（即云物、妖祥）记录下来，以便在相应要发生的人事变故上做好应对的准备。在类比思维中，"有一种叫作'观物比德'，是把人与物的类比，是说用物的外部特征与内在属性来类比人的品德、志行"。②"观物比德"在古代中国被十分普遍地使用，例如，《论语·雍也》："子曰：知者乐水，仁者乐山。知者动，仁者静。知者乐，仁者寿。"从中我们可以知晓"水"是类比知者"动"、"乐"之德的，"山"是类比仁者"静"、"寿"之德的。

　　类比思维的基本形式主要包括三种，即比类、类推和比附。"比类就是古人在对自然界直接观察的基础上，发现不同现象或事物之间的相似性，将其联系起来归为一类的方法，也是原始思维的进一步发展；类推是在比类的基础上发展而来，由于知识的扩展，类可能具有更广泛的意义，可以涵盖更多的事物，具有推演的特征或功能，可以从作为前提的类、模型或命题推演出另一类的属性，即它的推理性质已超越了比类的范围而进一步增强；比附就是在不同的类之间建立某种必然性的联系，表现为对类的一种表象的理解，比附具体有附象与附数两种，在所有的比附中，又以五行最为突出和典型。"③ 以上三种类比思维形式，反映了类比思维层层递进的三个不同发展阶段，三者在实际应用中通过紧密联系，统一于类比思维中。

　　2. 类比思维的实质与特征

　　我们可以从类比思维的含义中看出其实质，类比思维一般包含联想和比较两个方面含义，其实质也就体现在联想、分析之上。联想就是由信息引起的对已有知识的回忆，类比思维中的联想并不是毫无根据的，而是受制于人类总体知识结构以及个人自身知识结构的限制；比较是在新、旧信息中寻找相似或相异的地方，即异中求同或同中

---

①　《中国传统的思想观念与精神文化》，http：//space. dianyuan. com/article/6241。
②　同上。
③　孙雨来：《类比思维在中医治则治法中的意义》，《中医药学刊》2003 年第 3 期。

求异。

类比思维的一般特点表现在两个方面：其一是类比思维的横向性。所谓横向性是指思维是在个别或具体事物或现象之间做横向水平运动，即从个别走向个别，从具体走向具体，从事物与现象走向事物与现象，这种横向思维所涉及的两端之间完全是一种表象上的类似，并无本质上和知识上的类属关系，其跨度空间可以很大，不同于纵向思维沿着种属关系即从千般到个别的垂直方向。其二是类比思维的联想性。由于类比思维中边际约束小，因此它可以跨越种类界限在两个看似完全不着边际但有一定相似性的物象之间建立联系。所以其创造性很强。因此，类比思维具有比较强烈的主观色彩，虽有想象力和创造力丰富的优点，但它缺少严格的客观准则的制约，易陷入主观无据的泥潭，其结论是或然的，可靠性小、创造性大。

类比思维在创造性思维即创造发明中占据极其重要的地位。科学史表明，每当人们的理智缺乏可靠论证思路时，取象比类常可给人们以启迪或灵感。提出 DNA 双螺旋结构并因此获得诺贝尔生理学或医学奖的年青遗传学家沃森便是受启于大学图书馆楼的螺旋形楼梯之"象"，作出类比，从而获得重大发现的。因此，类比被誉为科学活动中的伟大的引路人。

（二）类比思维对中医理论的影响

1. 类比思维贯穿中医理论形成始终

类比思维的认识方法对中医理论形成与发展产生着重要的影响，其贯穿于中医理论形成发展的始终。中医的经典理论，例如《黄帝内经》和《难经》在其理论体系的构建中大量运用了类比思维的思维方法。

《黄帝内经》是在类比思维基础上建立起来的同类相推、异类不比的类比性质的理论体系。《黄帝内经·素问·标本病传论》总结说："夫阴阳逆从标本之为道也，小而大，言一而知百病之害，少而多，浅而博，可以言一而知百也。以浅而知深，察近而知远。"类比思维是中医的命题、判断得以确立的基础。《素问·示从容论》云："及于比类，通合道理……子务明之，可以十全。"《素问·征四失论》也云："不知比类，足以自乱，不足以自明。"《黄帝内经》认识到类比具有认识复杂事物的规律，保证思维不陷入混乱的重要作用，类比为了明故，而明故才能思维清晰，明晓事理。《素问·阴阳应象大论》说："以我知彼，以表知里，以观过与不及之理，见微得过，用之不殆。"根据已知推出未知，根据显现的现象推知隐蔽的情况，这是从特殊到特殊的类比推理。综观《黄帝内经》中的推理形式，几乎都是遵循"法同则观其同"（《墨子·经上》）和"异类不比"（《墨子·经下》）的原则。凡对一类事物的本质有所肯定，对具有这种本质的同类事物必然有所肯定；对不具有这种本质的异类事物必然有所否定。以《黄帝内经》为代表的中医理论体系，就是具有类比性质的推理系统。"中医药学家在长期的临床实践的基础上，运用中国传统的思维方式（阴阳、五行、四时等）观察人体的生命运动，把人置于天、地、社会等大环境之中，在诸多因素参与前提下，分析人体生理、病理规律，形成了一套中医理论的类比推理模式。例如，《黄帝内经》的阴阳模式、五行模式、四时模式、藏象模式和十二经脉模式。"①

因此，有学者也认为，"中医学是通过研究人体生理、病理及治疗用药过程中所反映于外在的征迹（症状、体征），运用类比推理，把握生命和疾病所处的状态，来防治疾病、增进健康和延长寿命的医学科学。中医学采用'司外揣内'（包括以象测脏、辨证论治、审证求因）方法，把握的是人体生命运动过程中'现象—状态'层面的生命规律，两千多年来中医专业队伍绵延不绝，创立了在诸多不确定性因素中认识人体生命运动，征服疾病变化的医学科学知识体系"。②

2. 中医类比思维的合理性

类比思维具有自身的优势，在科学认识方面，类比有助于科学的发现，类比还有辅助性的辩护作用。③ 中医类比思维的合理性在于其具有很强的可理解性和包容性。类比思维可以使纷乱复杂的医学问题，变得明晰而简明。中医理论的基石是宇宙统一论，天人相应，万

---

① 任秀玲：《论中医理论的模式类比推理》，《中华中医药杂志》2010 年第 11 期。
② 同上。
③ 肖艳红：《论类比的科学认识价值》，《贵州师范大学学报》（社会科学版）1996 年第 4 期。

物一气。中医理论的起始点是"太极"、"一"，这两个概念既是世界观和方法论，也是中医传统思维的一个重要特点。归纳共性大一统。万物都是由气构成，归纳成"一"。反之亦可无限地类推下去，即"一"推成二：阴阳；再推成四：四象；再推成八：八卦……本来杂乱无章、千头万绪，一经类比归类，就可还原为大一统——气。这是由于事物之间存在普遍联系的本性，天人相应，类比推理就有了客观基础。取象是为了归类、类比，只要属性相同，就可无限地类推、类比。例如，"左肝右肺"即类比于左升右降所得，左与肝都具有上升的阳性功能，肝主升发；右与肺都具有下降的阴性功能，肺主肃降。中医通过类比的思维方式，建立了完整的理论体系。无论是阐发医学基础理论，还是认识具体病症或使用方剂药物，历代医家都大量借用取象比类的方法，或通过取象比类以求新知，或通过取象比类以论证说理。[①] 类比思维为中医理论的形成提供了最初的和首要的认识方法。可以说没有取类比象，天人合一就是一句空话，整体观念也就成了无源之水。

3. 中医类比思维的局限性

中医类比思维的局限性，即类比思维的结论的弱的可靠性。"类比推理前提不蕴涵结论，推理的根据不够充分。类比推理所依据的是两事物一部分属性相同，进而推知另外属性也相同，这样，前提不能蕴涵结论，推理的根据不够充分，不能保证结论必然正确"。[②] 有学者认为"比类取象法是从现象方面说明事物，无法辨别人与自然界物质运动变化质的区别，无助于揭示医学的特殊性，造成中医学理论的封闭性。比类取象法是根据不同事物之间的相同点来进行逻辑推理的，但事物之间还存在差异性，事物之间差异性又限制了类比法的正确性。根据其相似性进行类比推理，推出的结论若刚好是其差异性的话，其结论有可能是错误的，从而影响了医学进步和发展"。[③] "取象

---

① 邢玉瑞：《取象比类——关于〈思考中医〉的思考之三》，《陕西中医学院学报》2006 年第 2 期。

② 孙仁生、任书来、林新年：《普通逻辑原理》，大连理工大学出版社 1997 年版，第227 页。

③ 黄志杰：《浅谈比类取象法在中医学中的应用》，《湖北中医杂志》2000 年第 8 期。

比类与形式逻辑的类比推理十分相似，都是一种或然性推理。但取象比类有较强的主观臆测性，牵强附会的实在太多。通过削足适履性改造，使中医实质上的零碎经验形成虚假的、形式上的统一体系，增加了许多虚假内容。犯下了概念多歧、自相矛盾等逻辑性错误。给中医学带来了表象性、模糊性、不可靠性等特点。大量的经验材料往往被比附于先验的形式框架里，而失去了固有的科学事实的特征"。① 中医之所以相信虎骨、虎鞭、熊胆、犀角是良药，是因为这些动物凶猛、强壮引起的联想，所谓的取象比类。水蛭会吸血，中医认为把它晒干了入药能够活血化瘀，蚯蚓（地龙）在土壤里钻来钻去，中医就认为它晒干了入药能够通络利尿，以生物的习性附会其死物的药效。近年在关于中医药的可靠性方面有许多典型的例子。《本草纲目》里记载有关于小儿惊厥的治疗药物中，"矿物类：共有 5 种，伏龙肝、胡粉、硫黄、缚猪绳灰、烧尸场土"。② 有两味药引子很令人惊奇：把缚猪的绳子烧成灰煮成汤喝，把焚尸场的土煮成汤喝（还有治妇女心绞痛用又臭又长的裹脚布煮成汤喝）！笔者认为李时珍选用这样的药物入典很可能是由于已经成为他的理论范式的"类比方法"的"合理性"。一般来说，民间认为小孩能看到"脏东西"，即成人看不到的"鬼、魂"等，而日常生活中"焚尸场"是最令人可怕的。如果把焚尸场的土煮成汤喝掉，那还有什么"脏东西"能让小孩惊吓？《本草纲目》还声称夫妻各饮一杯立春雨之后同房，治疗不孕症有"神效"，这显然不是什么经验积累，而是因为"取其资始发育万物之义也"（《本草纲目》"雨水"条）。

还有更多的事例分析与理论分析可以说明中医药中的类比思维的特点。类比思维具有强的可理解性与包容性的一般特性，也具有弱的可靠性的一般特性。那么在中国哲学史上，象思维是一条文化的显学主线，而隐藏之下的类比逻辑理性是支撑象思维的一条隐秘的线索，需要系统开发和整理，也可在当代文化中凸显为一门显学。因此，说

---

① 邢玉瑞：《取象比类——关于〈思考中医〉的思考之三》，《陕西中医学院学报》2006 年第 2 期。

② 黄建惠、黄可达、黄可重：《〈本草纲目〉中治疗小儿夜啼药物初步探讨》，《时珍国医国药》2000 年第 7 期。

中医药理论或中国哲学具有很强的类比思维的特点，也并不是说要把它们还原为类比推理。

钱学森曾经说过："用理想的、幻想的联系来代替尚未知道的现实的联系。用臆想来补充缺少的事实，用纯粹的想象来填补现实的空白。在这样做的时候提出了一些天才的思想，预测到一些后来的发现，但是也说出了十分荒唐的见解，这在当时是不可能不这样的。……中医的创造者们不得不借助于类比，即把感觉的内容一对一地类比于人们可以从自然界观察到的东西，日月星辰，风雨雷电，四时寒暑，昼夜交替等，这就是中医的'人与天地相应'……"① 故我们对取象比类应该持历史的态度，辩证对待中医理论中通过类比所得出的结论，具体情况具体分析。

本章小结

"形而上者谓之道，形而下者谓之器"（《周易·系辞第十二上》），应当是人类科学史上最早、最准确，而且至今不失其指导意义的科学分类原则和标准。人类医学所面对的人，是天地万物之灵，也是世界上最复杂的生物，具有典型的行上、行下二重性。据此，人类医学具有道器合一的特点，现代医学是演绎—归纳地道器合一，中医是类比地道器合一。当前，缺少二者结合的形而学。

中医与中国传统哲学之间有着密切的联系，古代中医学家就论述过二者之间的不可分割性，例如孙思邈就提出过"哲医"的概念："是以古之哲医，……俯仰不与常人同。造次必于医，颠沛必于医，故能感于鬼神，通于天地，可以济众，可以依凭。"（《备急千金要方·平脉大法第一》）在 2007 年第一次中医哲学研讨会上学者刘长林指出："中医危机的'瓶颈'不在医学本身，而在哲学……真正揭示中国哲学本来面目，'瓶颈'在哪儿？就是在于学习中医。"② 因为

---

① 黄建平：《祖国医学方法论》，湖南人民出版社 1985 年第 3 版，第 8 页。

② 中国哲学史会中医哲学专业委员会：《中医哲学：思想、原创与机遇（中国哲学史中医哲学专业委员会预备会暨中医哲学研讨会发言记录）》，2007 年 1 月，第 32—33 页。

中医学兼融社会科学和自然科学，是以"术"在"道"的体系，因此中医中既有对"行上之思"的研究，又有"行而下"的内容，前者属于中医哲学研究内容，后者属于中医学的研究内容。

元气论、阴阳学说和五行学说，是中国古代有关世界本原和发展变化的宇宙观和方法论，是对中医学理论体系的形成和发展最有影响的古代哲学思想，也是中医学的重要思维方法。

中国古代哲学认为，气是天地万物统一的物质基础，是世界的本原，宇宙是一个动态的、有机的、气化流行的宇宙，宇宙的演化过程为气—阴阳—五行—万物。中国古代哲学以气为最高哲学范畴，按照气—阴阳—五行的逻辑系统，揭示了世界万物包括生命的本质，阐明了世界一切事物的运动变化。战国时期，代表文化进步和科学发展的精气学说、阴阳学说和五行学说渗透到医学领域，不仅帮助中医学构筑了独特的医学理论体系，而且构建了中医学的思维方法体系，反映了中医学思维方法的特点。

综合以上关于中医理论特点和哲学基础的分析，我们不难发现运用类比思维、重视整体辨证的中医学理论具有中国传统哲学文化普遍具有的强包容性和可理解性的一般优点，我们不得不思考这样的问题，如果中医的思辨哲学文化不加以逻辑紧致性来增强其可靠性，其所谓的超越性和启发性不过是玄学；以中医为代表的中国传统文化必须挖掘形式的普遍性，否则其所谓的历史丰富性和可接受性不过是文学；当然西方分析思维要辅以思维的辩证性，否则其所谓的明晰严密和可靠性不过是科学。今天我们国家已经比较强大，中华民族及其文化又有复兴的迹象，我们应该心平气和地真正用批判的精神（即正反两面看问题）看待我国的传统文化。

第三章 理论优位的经典科学哲学与中医理论的内在困境

经典科学哲学是科学哲学中"公认观点"（Received View）[一个由弗雷德里克·萨普（Frederick Suppe，1977）普及的词汇]，它是20世纪50—60年代英美科学哲学的主要框架，并且是对实证主义传统的继承。哲学文献通常将"公认观点"等同于"逻辑经验主义"——这一哲学纲领是20世纪30年代的逻辑实证主义的直接继承者和最后体现者——但是笔者较为宽松地混合了逻辑经验主义和卡尔·波普尔的证伪主义而使用这个词。逻辑经验主义的基本信条是，确保在逻辑的协助下，所有的科学知识都依赖于经验事实。也就是说，一个陈述，只有在它可以被观察语句（即描述由观察直接确立起来的发现的句子）所直接或间接地加以检验的时候，才作出一个有关世界的论断。它用自己的标准判定了形而上学的命题是无意义，并且还用来衡量科学家提出的学说是否是一种科学理论。它的意义标准也就是科学与非科学或伪科学的分界线。经典科学哲学也是一种理想语言分析哲学，他们多主张语言意义确定论，主张建立人工语言以便正确无误地表述、传达经验事实，避免哲学中的无谓争论。

当前，对中医本性的认识不同，其实存在多层面的不同。在经典科学哲学层次上，当我们说中医是科学或者糟粕时，背后有一个以物理学为模式（当然不全是物理学）的严密自然科学为参考物，经典科学哲学视野中的科学是科学理论，其所判定的科学本性是科学理论的本性。这种科学的特点是理论依赖性强，认为研究科学理论的基本属性就是研究这一类以科学为模型的经典科学哲学的主要任务，理论内部的逻辑十分严密。在此，我们首先以经典科学哲学理论为标准，分析经典科学哲学视野下的中医本性。

第一节 经典科学哲学意义理论下的中医

一 经典科学哲学概述

（一）什么是经典科学哲学？

20世纪初对于科学和哲学来说都是一个十分令人激动的时期。爱因斯坦提出了他的相对论理论，把世界描绘成一个四维时空流行。爱因斯坦的理论导致了物理学的断裂——物理学，从前被认为是永恒无误的知识的典范，是一门科学的理论化的学科。尼尔斯·波尔等人介绍了量子力学，根据这个理论，亚原子粒子通常没有确定的位置或者能量并且因果性变成了概率性。在哲学领域，弗雷格和罗素发明了一个新的逻辑，它被称为谓词演算逻辑，而且谓词演算逻辑被证明优于传统的亚里士多德的三段论逻辑。思想的悠久的偶像一个接一个倒下。新的视野出现在学术世界的每一个中心。在这样一个变化和发展的氛围里，逻辑实证主义诞生了。

逻辑实证主义代表培根和休谟传统的经验主义的最好的并且是最成熟的版本。"逻辑实证主义"这一名称实际上是对维也纳学派的哲学纲领的恰当描述，因为学派成员极力整合逻辑主义和实证主义。特别地，这一纲领将弗雷格与罗素的逻辑观念和休谟、孔德和马赫的古典经验主义/实证主义的认识论进行了整合。对逻辑实证主义者来说，数学和逻辑是知识，但是它们是严格的先验知识，而不是由经验科学产生出来的后验知识。根据逻辑实证主义，另外唯一的一种真正的知识是由经验科学产生的。不像数学，科学是关于事实和经验的；它的命题是综合的并且只有在某种经验条件下才是真的。对于维也纳学派来说，这两种知识范畴穷尽了知识：综合的经验科学的事实真理和逻辑与数学的纯粹形式的分析真理。逻辑实证主义建立在新发明的谓词演算逻辑基础上，因此，它具有条理性、精确性和严密性。逻辑实证主义被认为是最终的哲学智慧，正如牛顿力学曾经被尊称为科学的最终真理一样。根据逻辑实证主义的标准，一个命题只有在它可以被观察句子所直接或间接地加以证明的时候，命题才是有意义的。中医学因其理论的整体性和辩证性而缺少理性的精神，表现在中医理论体系中没有引入分析的方法，因此其理论观念和概念的表述不够精致，缺乏形式和结构的逻辑性；中医学的类比思维方式，其要旨在于将不同的事物区分不同类型，调适为相应的理型，然后再说明个别事物时，再将事物与这些理型产生关联，如五行学说以木、火、土、金、水对应五脏、六腑、五色、五味等，取类比象的逻辑根据不充分，在此基础上抽象出来的理论的预见性就必然很差。

卡尔·波普尔，严格地讲，不是一个实证主义者。但是，他的证伪主义像逻辑实证主义一样分享了同样的类型的基本假设。准确地说，波普尔应用"演绎"和"证伪"反对逻辑实证主义者使用的"归纳"和"证实"。即使两者之间存在分歧，波普尔的哲学和逻辑实证主义是很清楚的同盟者。波普尔的证伪主义是从他与逻辑维也纳学派观点的接触和批评发展而来的。波普尔与早期的逻辑实证主义之间的问题主要是对归纳的承诺。他的论证背后的直觉就是，虽然没有任何经验证据可以证明一个普遍理论是真的（休谟的归纳问题），但是即使是一个证据就可以证明一个理论是假的。继续用前面的鸟类的例子：无论观察到多少只黑乌鸦都不可能证明所有乌鸦都是黑的；然而，只要观察到一次一只非黑的乌鸦就在事实上反驳了，或证伪了所有乌鸦都是黑的这一主张。对波普尔来说，科学的逻辑是否定后件式（modus tollens），而不是肯定前件式（modus ponens），并且经验科学的方法是证伪（或者试图证伪）而不是归纳。

这两种哲学，逻辑实证主义和波普尔的证伪主义，通常一起被认为是经典传统形式的科学哲学。有时我们使用实证主义这个术语。在其他时候，它也被称为标准的或者正统的观点。后者的表达是恰当的。经典传统为科学哲学提供了一个简单的、基本的和清晰的观点，这个观点是有用的而且在某种程度上大体是正确的。它也为我们追寻的对象提供了一个基本的词汇表。我们熟知的一些主题，例如，真理、解释，以及实在，都被看作是来自经典传统的观点。

我们这里所谈论的经典科学哲学主要包括三种理论观点，即逻辑经验主义（包括逻辑实证主义）、波普尔的批判理性主义和库恩等人的历史主义。

（二）经典科学哲学的特点

大多数的科学模型——同样地我们的很多的直觉理解——暗中都依赖于一个"经典的"或者笛卡尔式的思维模型，这最含蓄地用经典力学或者牛顿力学表达，其中经典或者牛顿力学支配了在20世纪开端以前的科学世界观。它建立在下面的假设的基础上：

（1）还原论和分析。为了彻底地理解一个系统，你需要把它分解为它的构成要素以及它们的基本属性。

（2）决定论（determinism）。每一个变化可以用在状态空间（即一系列的状态）之中的系统的一个轨线表示，状态空间（state space）由固定自然规律决定。这些规律不但完全决定朝向未来（可预言性）的轨线，而且决定朝向过去（可逆性）的轨线。

（3）二元论（dualism）。任何系统的最终的不可再分析的组成成分是粒子，即物质的无结构的部分（唯物论）。因为物质已经完全由力学规律决定，没有任何介入或者诠释的自由，在理论中唯一包含人力所致的方式是通过介绍独立的精神的范畴。

（4）知识的符合论。通过观察，一个代理在原则上能够收集关于系统的完整的知识，创造一个内在的表征，它的组成部分与外在世界的组成部分一致。这是建立一个从物质王国（系统）到精神王国（表征）唯一的、真实的、客观的描绘。

（5）合理性。假定这样完整的知识，在它和系统的相互作用里，一个代理将总是选择这样的最大化它的实效功能的选项。因此，精神的活动变成像物质的运动决定或者预测的一样。

这些不同的假设由区别守恒性原理（the principle of distinction conservation）概述：经典科学经由在观察之下在不同组成部分，属性和系统状态之间作出尽可能精确的区别开始。这些区别被假定是绝对的和客观的，即对于所有观察者是一样的。它们追随亚里士多德逻辑的原则：一个现象要么属于范畴A，要么不属于范畴A。它不可能都在或者都不在两类范畴之间，或者，它都依赖于或都不依赖于两类范畴。这些原则可以被视为理解悖论。系统的进化保留了所有这些区别，正如相异的原初状态必须被映射入相异的后续状态，并且反之亦然（因果性）。知识只不过是另外一个这样的从客观到主观的区别守恒的映射（mapping），而行动是一个从主观到客观的反映射。

确实，我们知道这些假设代表理想化的例子，在实践中它们从来不能实现。然而，几乎所有受过教育的人还趋向于认为一个完整的确定性的理论是一个理想的值得努力的目标，并且认为科学方法将必然地引导我们达到这样客观知识的一个不断地靠近的近似值。

经典科学哲学从逻辑和经验两个方面给出了判断科学与非科学的标准。这里说的经验不是生活经验、历史经验的经验，而是哲学说的经验，其实是指观察和实验，因此可以简单地把科学说成是逻辑加实证。从逻辑上看，第一，科学理论必须是自洽的，即本身能做到逻辑上一致性，至少要能自圆其说，不能前后相矛盾。第二，科学理论必须是简明的，不能包含不必要的假设和条件，为以后的失败留好了退路。也就是说，要符合"奥卡姆剃刀"的原则。第三，科学理论必须是能够被证伪的，可证伪性是科学的必要条件，可证伪性是说作为一个科学理论，必须清楚地说明在什么情况下有可能被推翻，但是并不是非得要去推翻它才叫搞科学研究。第四，科学理论必须是有清楚界定应用范畴的，只在一定的条件下、在一定的领域中能够适用，而不是无所不能、无所不包。从经验上看，第一，科学理论必须有可以用实验或观察加以检验的预测，而不只是空想。第二，在实际上已有了被证实的预测。也就是说，一个科学理论不能只被证伪，却从未被证实，否则这样的理论是无效的。第三，检验的结果必须是可以被别人独立重复出来的，具有可重复性。

（三）经典科学哲学的理论依赖性

几十年前，萨普（Fred Suppe，1974）谈到，"认为科学哲学就是对理论及其在科学事业中的作用进行分析，这一看法并不太过分"。① 经典的科学哲学围绕科学理论自身来揭示科学的本性、科学理论（包括事实、定理等）的发现、科学理论的发展变化、科学的划界（科学理论的本质属性）、科学理论的证明、科学理论的功能与评价等。对这些问题的考察成果都可以看作直接对科学自身的本质属

---

① Suppe, F., *The Structure of Scientific Theories*, Urbana, IL: University of Illinois Press, 1974, p. 3.

性（尤其是自身独立具有的性质）和特有属性的考察。相比之下，其他的考察途径几乎都是通过对与科学相关问题（而非科学）的属性考察来揭示科学本性，往往所揭示的并非科学（理论）自身的本质属性和特有属性，因此，宁可直接将这种正统的科学哲学称为"Philosophy of Science"，它的方法论优势也正是它的局限性所在。

经典科学哲学中如此多的论题依照理论来进行构造。例如，我们可以把实在论解释为如下问题，即构成科学理论的陈述中的各种术语，是否指称真实对象。再如还原论，通常指根据某一种理论中的陈述，是否可以在逻辑上从另外一个理论中推导出来。类似的还有科学变化，常常被理解为某一理论对另一理论的取代。经典科学哲学中的很多论题不仅以所涉及理论之间的关系为核心来形成，而且经常假定了对理论之普遍本质的特定解释。所以，经典科学哲学有一个共同点：视科学为科学理论，视科学本性为科学理论本性。命题知识是唯一要紧的，这一假定把科学哲学限于理论层面。根据理论的需要来确定实验，因为只有这些命题才能被看成接受或拒绝理论的依据。从逻辑观点看，证伪主义和确证的归纳法看起来很不同；然而，它们共享着相同的假设，即理论不可能与观察，或者说实验实践的早期世界发生相互影响，而只能与观察陈述发生相互作用。把知识局限于能够以命题形式来表达的哲学，使科学变成为被动的、纯文本的形式。

由此可见，笔者认为经典科学哲学坚持理论优位，具有极强的理论依赖性，甚至我们可以认为经典科学哲学是"理论中心主义"（theory centrism）。① 经典科学哲学通过论证观察和实验只有在理论的语境中才有意义，通过说明理论引导实验的建构和操作，提供观察得以解释的范畴，观察和实验是成果转移和应用的中介，借以表明观察和实验渗透着理论的命题。经典科学哲学坚持理论优位的思想，认为通过对理论的逻辑结构的分析论证及经验证实来确定理论的科学性。

二 中医理论的意义证实

逻辑经验主义是相对于英国传统经验主义的"新经验主义"。人

---

① 牛顿、史密斯主编：《科学哲学指南》，成素梅、殷杰译，上海科技教育出版社2006年版。

们往往把"逻辑实证主义"和"逻辑经验主义"当作同义语。在大多数科学哲学文献中，特别是在国内学术界，长期以来，对科学哲学的维也纳学派一直不加区分地混同使用这两个名称。"当前，哲学家、人文学者及科学家对'实证主义'这个术语有许多误解，所以，建议放弃这个术语，运用'逻辑经验主义'来表示从 19 世纪成长起来的根植于 20 世纪初的哲学运动。"① 从学科的发展看，由于当代科学哲学的研究主题与现有文献中，更多地设计这个学派的代表人物在 20 世纪 50 年代之后的学术观点，因此，使用"逻辑经验主义"这个称呼似乎更普遍、更妥当。这个称呼，一方面有利于强调他们突出经验证实和重视逻辑与语言分析的方法论立场；另一方面也体现了 20 世纪物理学革命带来的重视经验操作的方法论和认识论对传统的思维方式的冲击。本书将采用"逻辑经验主义"的提法。

证实与证伪是现代西方科学方法论中的两个重要概念，他们对于科学理论的确立和发展具有重要的方法论价值。逻辑实证主义认为，任何命题只有得到经验的证实，才是科学的、有意义的命题。证实原则既是划分科学与非科学的分界标准，也是评价科学理论的标准。而证伪主义则反其道而行之，批判了其证实原则与归纳原则，认为任何命题只有得到经验的证伪，才是科学的、有意义的命题，证伪原则是划分科学与非科学的分界标准，也是评价科学理论的标准。辩证地看，证实与证伪都是科学研究中不可或缺的方法，二者在科学研究的不同阶段有着不同的价值，存在很强的互补性，不应当将二者人为地割裂开来，牺牲一个而把另一个捧上天去，应当设法把每一个都用到该用的地方。

（一）经验证实原则

在逻辑经验主义中，哲学观（尤其反形而上学的观点）、科学观、真理理论、意义理论是不同层次的主要部分，而它们都聚焦在"证实"概念上。

逻辑经验主义者的著名的意义证实原则，可以被概括为这样的口号：命题的意义是检验的经验方法。逻辑经验主义独具特色的口号是

---

① 郭贵春等：《当代科学哲学的发展趋势》，经济科学出版社 2009 年版，第 18 页。

"一个陈述的意义就是证实它的方法"——所谓的证实原则（verifi-cation principle），它起源于维特根斯坦的《逻辑哲学论》，并由热心的魏斯曼和石里克进一步发展。

逻辑经验主义者留意不可观察的物体。在科学里应用的术语应该被定义为可观察的术语。形而上学的术语应该从科学里取消掉。认为只要可以被还原为可观察术语的理论术语是无害的。因此在意义证实原则之下，我们可以应用像"重力"、"原子"、"电子"、"无线电波"等理论术语。同时意义证实原则能够摆脱"真正的"形而上学命题，例如：

物理对象是上帝心灵的观念。（贝克莱）

物自体是不可知的。（康德）

时间是不真实的。（麦克·塔格特）

不存在本身不存在。（海德格尔）

这些命题是哲学史里著名的形而上学声明。意义证实原则把它们作为无意义的命题排除掉，因为它们挑战了他们所提倡的证实原则。设计实验去验证像不存在本身不存在这样的命题吗？时间的真实性怎么被经验地证实？如果物自体本身是不可知的，那么什么可以被看作它们的经验知识？根据意义证实原则，如果不能够制造检验的经验方法，这些命题就是无意义的，并且因此我们不需要担心它们的真理或者谬误。

有意义的命题全部扎根于经验，那些不是来源于经验的命题被认为是无意义的。而且科学是一种全称命题陈述的集合体系，其每个命题都要被要求对一个问题的解答说出明确的"是"或者"否"。

逻辑经验主义者把他们研究问题的目光锁定在理论问题上，而把经验事实的无错性假设默认为他们的论证前提。这样，逻辑经验主义者试图把他们的科学观与知识观建立在一般语言学理论的基础上，他们除了运用语言学的分析把科学命题区分为分析命题和综合命题之外，还有一个更重要的核心观念就是推出意义的证实理论。他们认为，一个命题的意义就是知道证实它的方法。在这里，"证实"意味着通过观察方法来证实。观察在广义上包括所有类型的感知经验。因此，感知经验成为判断命题意义的标准。

为此，"逻辑经验主义制定了两条标准，首先是符合逻辑和句法，其次是经验证实。一个命题要有意义首先要符合句法，词汇的混乱堆积当然无法获得意义，其次，诸命题之间要逻辑自洽，违反逻辑当然是不允许的。更重要的是，一个命题必须能够被还原成观察命题从而得到经验的证实，无法被还原成观察命题的语句是无意义的，包含无法得到经验证实的词汇的命题也是无意义的，无所谓真假"。[①]

(二) 意义证实原则下解读中医理论

对于逻辑经验主义者来说，"两种知识范畴穷尽了知识"：[②] 综合的经验科学的事实真理，以及逻辑与数学的纯粹形式的分析真理。逻辑经验主义者认为，数学和逻辑是知识，但是它们是严格的先验知识，而不是由经验科学产生出来的后验知识；另外，唯一的一种真正的知识是由经验科学产生的。科学是关于事实和经验的，它的命题是综合的并且只有在某种经验条件下才是真的。由于综合知识的唯一有效形式是经验科学，逻辑经验主义者采用了年轻的维特根斯坦 (1922) 的主张，即所有的"形而上学"的命题——例如来自神学、宗教或唯心主义哲学的陈述——完全是无意义的。

那么中医是后验的综合经验科学知识吗？中医是经验医学吗？如果是经验医学，就可以用经验方法揭示各类经验知识所反映的本质，纳入现代医学科学之中。

沃尔勒教授于 2002 年 10 月出席香港国际会议时，对中西医科学存在从方法论作了比较研究。[③] 通过对中西方文化和中西医的比较，发现中医中的经验与西医或西方科学中包含的内容是完全不同的。在西方科学中的经验基于一种提炼，以一种对所有不同的情况进行提炼的方式，以寻找一种纯粹的条件使你确定什么将会发生。基于此，我们有一个纯粹的对象，而且我们可以将现实分割为纯粹的元素或系统，它们可被独立地观察。现代科学是一门实证性很强的科学，由于

---

① 孟强：《科学划界：从本质主义到建构论》，《科学学研究》2004 年第 6 期，第561 页。

② D. 韦德·汉兹：《开放的经济学方法论》，段文辉译，桂起权校，武汉大学出版社2009 年版，第80 页。

③ 朱明：《中西比较医药学概论》，高等教育出版社 2006 年版，第 27—33 页。

实证性具有对经验事实的可重复性和可检验性这两个根本要素，因此，现代人几乎将其作为"试金石"，用它来看待一切，检验一切。而中医就自然成了被看待、被检验的对象。可重复性强调的是通过不断地重复试验来达到的可靠性和必然性，而可检验性强调的是规范性和可操作性。就西医而论，青霉素具有抗金黄色葡萄球菌的作用，只要符合这个条件，那么在张三身上管用，在李四身上也管用；在任何其他地方一样适用。不会因人、因地而异。这就是可靠性和必然性，也就是可重复性。可检验性呢？就是说确定使用青霉素的这个条件必须是规范的，必须具有可操作性。如常规采用的血象白细胞计数及分类、病灶的致病菌培养，以及药敏试验等，这些均符合可检验性的条件。因此，西医这门科学非常符合实证性的要求。而中医呢？中医的情况似乎不同，它在接受上述实证性检验的过程中，遇到了明显的问题。而在中医或中国文化中，通常经验是一种交错的状态，是一种不同事例的交错体，因此中国医生和西方医生以一种完全不同的方式与他的经验发生关联。"中医学不是对人体生命运动、疾病过程及治疗疾病等经验事实的描述和记录，而是把观察到的医学现象归结为普遍定律、普遍原理，对经验事实做出的理论解释"。[①] 用实证的方法审视中医，似乎中医的很多东西都不具有可重复性，也难以检验。一个方子用在张三的身上很灵，但用在其他人身上就不灵；一套方法去年治病有效，可放到今年却不管用。确定一个方法的使用条件，也好像各有各的标准，总叫人难以捉摸。所以，近几十年来，在中医现代化的研究中，中医界用实证的两个条件来研究中医。而发现研究的成果里面几乎没有多少中医原来所具备的那些活泼的东西。

科学实证在科学领域，富享盛名，遍布每一个角落，大受人们欢迎。然而，实证中医理论却遭遇了尴尬。根据意义证实原则，如果不能够制造检验的经验方法，这些命题就是无意义的，并且因此我们不需要担心它们的真理或者谬误。有意义的命题全部扎根于经验，那些不是来源于经验的命题被认为是无意义的。以命门为例：

在中医的经典古籍中关于命门的学说存在差异，可以说说法颇

---

① 任秀玲：《论中医学的理论医学特征》，《中华中医药杂志》2006 年第 6 期。

多、甚杂，命门的实证研究面临困境。《黄帝内经》关于命门的论述
有三种见解，都是指人的眼睛，在"太阳根于至阴，结于命门。命
门者，目也"（《灵枢·根结》）；"足太阳之本，在跟以上五寸中，
结于命门，命门者目也"（《灵枢·卫气》）；"太阳根起于至阴，结
于命门。名曰阴中之阳"（《素问阴阳·离合论》）。在《难经》中关
于命门的学说不同于《内经》，《难经》中关于命门的表述主要有两
种，都是指右肾，"肾两者，非皆肾也，其左者为肾，右者为命门"
（《难经·三十六难》）；"谓肾有两脏也，其左为肾，右为命门，……
其气与肾通"（《难经·三十九难》）。总之，《内经》与《难经》关
于命门的所指是不同的，即《内经》的"目命说"和《难经》的
"右肾命门说"。一个器官在中医经典中表述为何存在如此大的差异，
其绝不是一个解剖学的发现，而更可能是一个意义演绎的需要，是贯
彻阴阳理论的需要，直到今天历代医学家对命门进行了大量的注释，
但是其物质存在问题却无从解决。像很多中医概念一样，命门是一个
功能性概念，而不是一个可证实的物理实证概念。尤其是对于中医的
基础元气、阴阳、五行都是非客观具体的事物或现象，无法精确地界
定和证实。例如，《灵枢·阴阳系日月》中对阴阳的注解："阴阳者，
有名而无形。"其认为阴阳是无所不在的，任何事物都可以分成阴
阳，而阴或阳之中又可再分出阴阳，可以一直划分下去，"阴阳者，
数之可十，推之可百，数之可千，推之可万，万之大，不可胜数，然
其要一也"（《素问·阴阳离合论》）。但是什么是阴，什么是阳，却
无明确的标准，可见，中医学中的阴阳是一个抽象的概念。

在《多维视野下中医本性分析》一文中，笔者已经对于中医概
念、理论的实证问题进行过分析，"中医学是一个富有整体观和辩证
性的理论体系，缺乏理性的精神，由于没能引入分析的方法，因此缺
乏形式和结构的逻辑性，即缺乏对观念和概念的精确界说和细密分
辨，其理论表述必然是不清晰、不精确的，如'心阴'、'心阳'、
'肾阴'、'肾阳'等，而对'三焦'、'命门'概念的具体所指更是
争论不断；中医基础理论中的许多命题是否成立以及其成立的条件也
有待进一步考察，主要是理论可检验性的问题，如中医基础理论中关
于汗有'汗为心之液'、'血汗同源'、'阳虚自汗，阴虚盗汗'的理

论，又有肺主皮毛，司汗孔开合的理论，还有'膀胱气化失职，津液不能化为尿液，逆行于上而出汗'①、'脾运化失常，津液旁达于四末而出汗'② 等理论，但并没有一个可以涵盖以上所有内容并且明确说明不同命题间相互关系的理论，如'汗为心之液'和'肺主皮毛，司汗孔开合'间有何联系？运用于临床的时候只能是各说各的，能用哪个算哪个。究其原因，是中医基础理论以辩证逻辑为主要形式，而形式逻辑的成分较少，但一种理论如果没有了形式逻辑的确定性而过于灵活，就会变得难以掌握并且使可信度降低，还会让理论的使用者在实践中无所适从或者对其随意使用。例如，要检验命题'尿液的生成和排泄依赖于肾中精气的蒸腾气化'，首先要明确'肾'、'肾中精气'以及'蒸腾气化'的概念；之后，由此命题可以导出的经验陈述之一是：肾中精气蒸腾气化失常，就会导致尿液生成和排泄的障碍。要想验证这一陈述，最大的困难是如何确定'肾中精气蒸腾气化失常'的状态，'精气'看不见摸不着，其'蒸腾气化'更是难寻踪迹（包括其内在和外在的表现）。这里，虽然可以得到理论的经验陈述，但是其检验却是无法实施的。由于中医基础理论中的许多基本概念是哲学、辩证思维和意象思维参与形成的产物，并不是完全以客观物质实体为基础——这也是中医基础理论区别于现代科学实体论哲学基础的特点所在，所以中医基础理论中存在着一些可以找到需要检验的陈述却无法进行检验的命题。因此，中医学虽然包含了许多实用性的知识和朴素粗糙的经验，但按照亨普尔科学理论的尺度，必然被裁定为非科学的"。③

根据逻辑经验主义，科学理论是以"理论词汇"表述的，通过"对应规则"与记录语言的"观察词汇"相联系（还原为记录语言的"观察词汇"）。这些对应规则把认知意义从观察语言中传递上来从而确保理论术语的认知意义。

中医的理论术语是否可以还原为记录语言的观察词汇，而接受经验检验呢？中医的基本概念多是一些功能性概念，如阴阳五行，藏

① 邓铁涛主编：《中医诊断学》，上海科学技术出版社 2006 年第 5 版。
② 同上。
③ 赵伟：《多维视野下中医本性分析》，《湖北中医学院学报》2010 年第 6 期。

象、气、血、津液，而不是经典科学经验主义意义上的可以通过经验观察能够直接证实的东西。中医的很多概念和命题与经典科学哲学中可以还原为记录语言的概念命题是完全不同的，中医的概念往往无法通过经验来检验。例如，藏象是对机体内部脏腑及其表现于外部的生理、病理征迹联系的概括，是对"有诸内必形诸外"命题和"以象测脏"方法的总结；血是对有形的红色液态物质及其营养功能和运行状态的概括；心是以解剖实体心脏为基础，揭示其与小肠、脉、面、舌、喜、汗、神等器官和功能内在联系，形成的生理、病理系统；经络是生命运动的信息通道，是人体内的网络信息系统。它们不是通过解剖或者借助微观手段，可以直观的实体脏器、组织结构和生命物质。中医对于脏器的观察与描述是非常粗糙的，与现代医学的解剖生理学相矛盾。一个经常被提及的错误，是中医把心当成了思维器官，"心者，五脏六腑之大主，精神之所舍也"（《灵枢·邪客》），"心者，君主之官也，神明出焉"（《素问·灵兰秘典论》）。而且，中医认为五脏和其他脏器都分担着人的精神活动："五脏所藏：心藏神，肺藏魄，肝藏魂，脾藏意，肾藏志。"（《素问·宣明五气篇第二十三》）所以，"中医学是理论科学。经验是知识的材料，但知识仍包含着某种与客观事物直观反映之和有质的区别的东西"。[①] 再以中药为例，中药的作用对象是虚化的病因病机证候，药效是在实践经验中总结出来的，是不能做定量研究的（如无法实证补阳药补了多少阳等）。不能实证就不能作结构分析、不能研究，所以中药的理论没有得到充分而独立的发展，中国古代没有发展出独立的药理学，脱离中医的解释系统中药就没有独立的意义，中药始终是中医的附庸。现代的中药研究是把中药作为一种物质存在，在构造性自然观的支配下对其进行本体研究，分析药物的结构组成，提取有效成分，而这种提取出来的有效成分却再也不能回归中医的解释系统。

简单地看，在逻辑经验主义标准下，如若以之对中医实践及其理论活动进行说明，则很可能说明中医的一些经验境况，但是中医实践

① 任秀玲：《中医学本质论》，《第十二届全国中医药文化学术研讨会论文集》，2009年。

与理论很难与这个标准处处吻合，并形成首尾一贯的逻辑性说明。事实上，中医的实践性陈述的可检验性是通过大量直观经验获得的，因之比较模糊，不那么直接，所以在标准的逻辑主义的科学哲学中，中医实践及其理论活动可能不是逻辑经验主义意义上的科学。

按照逻辑经验主义的标准来看的话，中医显然属于非科学。中医理论中存在的大量循环论证和几十年的中医经验研究都表明中医在逻辑上是无法被证实的。中医学是一个富有整体观和辩证性的理论体系，但由于其中缺乏对观念和概念的精确界说和细密分辨，其理论表述必然是不清晰、不精确的。中医中的经验包含了大量主观的成分在里面，同一个概念，每个医生可能都有自己不同于别人的理解，这就造成中医理论不能通过客观经验来验证。

但是我们也应该看到，尽管每位参与逻辑经验主义运动的人都赞同形而上学是无意义的，经验科学是有意义的，但是对于经验内容究竟是如何在科学中得以显示其自身，难以达成充分的一致。亨普尔认为："不再有令人满意的普遍方法将所有可能的理论语言系统地划分为两类：一类具有科学意义，另一类没有；一类具有经验意义，另一类没有。并且经验的或操作的意义是可以分等级的。……经验意义本身有程度之分，任何试图对概念系统仅仅作经验地有意义和经验地无意义的二分，似乎过于粗糙而不适合于对科学概念和理论进行逻辑分析。"（Hempel，1965）当然，我们应该看到，并非所有维也纳学派成员都赞成意义标准。纽拉特至少在某种程度上对此持批判态度，因为他似乎排除了许多社会科学中使用的概念。纽拉特对科学的语言采取的方法被称作物理主义。

三 中医理论的证伪困境

（一）波普尔与逻辑经验主义之间的关系

波普尔是一个有魅力的科学哲学作者和演讲者，并且吸引了大量的追随者。尽管有人反对，但是他通常被与逻辑经验主义者分在一组。这是自相矛盾的，因为他明确否定他和逻辑经验主义有任何关系。相反，他的哲学是对逻辑经验主义的最大的批判。科学的方法不是证明，正如逻辑经验主义者所提倡的，而是反驳。让我们简单地归纳他的哲学观点和逻辑经验主义的关系。

波普尔对以下领域没有兴趣，然而，那些是逻辑经验主义者的兴趣的中心。直率地说，他蔑视在这些领域的哲学追求：

第一，意义和富有意义的理论（以逻辑经验主义者的意义证实原则为典型）。

第二，科学理论的结构（在这个领域，逻辑经验主义者提出了理论的公理—演绎模型）。

第三，归纳逻辑（以卡尔纳普和其他人的工作所例示）。

下面由波普尔阐述的对逻辑经验主义的批判，并已促使后者提出了大量的补充理论：

第一，科学命题可以被证伪，而不能被证实（这点促使逻辑经验主义者以富有意义的可检验性原则代替了他们的意义证实原则）。

第二，形而上学命题，尽管非科学，在科学理论的发展中扮演了一个重要角色，而且确实没有意义（逻辑经验主义者从那时以后对形而上学表现了更多的关心）。

第三，主观命题从不能证明一个科学命题，而且描述我们经验的命题在科学里不享有优势地位（这点导致现象论被物理主义所取代）。

尽管如此，波普尔和逻辑经验主义者也分享了相当多的基本观点。这些观点包括：

第一，观察命题在理论的可接受性方面扮演了决定性作用（波普尔的基本命题与逻辑经验主义者的物理主义可观察命题一致。波普尔使它更清楚，基本命题不是关于经验的，而是关于物理的东西）。因此波普尔的哲学是坚定的经验论者。

第二，归纳的休谟问题是真的，并需要认真对待。

第三，发现的语境和证明的语境是截然不同的问题，而且应该分开研究。

从这三点可以看出，波普尔被坚定地固定在经验主义之中，正如逻辑经验主义者一样。

上述是波普尔和逻辑经验主义者之间对抗的一个合理的概括，其绝不是无关紧要的。然而，笔者认为这些是把波普尔哲学和逻辑经验主义结合起来的好理由。你会发现波普尔的证伪主义是逻辑经验主义哲学的最好的补充和一个友好的批评。这两种哲学是互补的，因为逻辑经验主义主要工作于语义学和句法分析方面并作出了重要贡献，波普尔与这方面没关系，但波普尔在认识论包括方法论方面作出了显著的贡献。历史地讲，这两个哲学一起形成了经典的传统，为科学哲学制定了一个详细的、清晰的和相对精确的基础。

（二）波普尔证伪主义下的中医理论

波普尔早期与逻辑经验主义之间的问题主要是对归纳的承诺。他论证背后的直觉就是，虽然没有任何经验证据可以证明一个普遍理论是真的（休谟的归纳问题），但是即使是一个证据就可以证明一个理论是假的。我们使用乌鸦的例子来分析：无论观察到多少只黑乌鸦也不能证明所有的乌鸦都是黑的；但是，只要观察到一只非黑的乌鸦就在事实上反驳了，或证伪了所有乌鸦都是黑的这一主张。对于波普尔来说，科学的逻辑是否定后件式（$A \rightarrow B$ 和 $\sim B$，$\therefore \sim A$），而不是肯定前件式（$A \rightarrow B$ 和 A，$\therefore B$），并且经验科学的方法是证伪而不是归纳。

逻辑实证主义提出，凡是能被经验证实的理论就是科学的理论，否则就是非科学的。而证伪主义的代表人物波普尔应用证伪的观念建立了他自己的在科学与非科学之间的划界标准。波普尔将这一标准看作是对逻辑经验主义认知意义标准的替代。波普尔的划界标准是建立在所考虑的命题的"潜在可证伪性"的基础之上的；作为一个科学的理论它必须至少是潜在的可证伪的。也就是说，至少必须存在一个经验观察陈述与它相冲突。

如果经验证据的唯一作用是证伪科学理论，而不是确证，那么似乎科学家唯一合理的活动就是反驳，也就是抛弃科学理论：或者至少是通过努力证伪科学理论而试图抛弃它们。如果要说明中医是科学，那么中医必须是可检验的，而不是只可意会不可言传的神秘莫测的东西。

按照波普尔证伪主义的理论，中医学如果是科学的，那么必须存在经验陈述与它相冲突，中医理论应该是经验上可证伪的。我们从前面逻辑经验主义部分的分析中已经明确，中医理论中的概念大多是功能性概念，是不能被还原为观察语句接受经验的检验的，因此，它们也不具有可证伪性。中医是建立在阴阳五行理论基础之上，主张天人合一、身心统一的一种整体思维模型的医学模式。中医学认为，人体各脏腑组织之间，以及人体与外界环境之间相互作用，维持着相对的动态平衡，否则人体就会发生疾病。中医认为，人有五脏六腑，人身上存在经脉和络脉。经络在内能连属于脏腑，在外则连属于筋肉、皮肤。这些术语在中医理论中似乎解释得都很清楚，但是这些看似存在于人身上的经络、气、五脏、六腑等都是不可观测的，那如何用经验来检验它们是否存在呢？可以证明中医对治疗某些疾病是有效的，但是无法用经验来证伪它，所以，从证伪主义的观点来看，中医不是科学。

中医学者对他们的经验和理论极端重视和迷信，以致他们对任何不利的证据都无动于衷，如脏腑概念与人体解剖学的脏器不符，却不被修改和废除，使脏腑成为悬在空中的功能性概念，眼的五轮与八廓明显不同却可并行不悖；他们的解释相当含糊，如把痰饮、瘀血、阴虚、气滞等病理过程，情绪、气候等宏观因素当成病因，解释起来模棱两可，难以反驳；中医理论与临床实践的作用呈单向性，如问纳呆、便溏的本质，曰"脾气虚"，若问何为脾气虚，答案为纳呆、便溏，这样的解释圆环，无从反驳；中医理论以五行为纲，循环往复，如环无端，圆融自足，拒绝反驳。

事实上，能够严格符合波普尔定义的理论似乎只有物理学，这与波普尔定义是从物理学研究实例中推导出来的有关。所以，中医当然不能被科学家尤其是物理学家所认可的、波普尔的"科学"所认可。那么西医如何呢？西医理论至少不能像物理学理论那样与科学定义吻合得如此严丝合缝。但是，西医理论至少比中医更接近科学，以青霉素为例，西医可以准确预言用多大计量的青霉素，可以杀死多少细菌。相比之下，中医只能靠辨证施治，算是摸着石头过河，预言什么的就更谈不上了。

可证伪性是一种逻辑属性。因此，如果要表明一个物理定律是可证伪的，我们并不需要表明违反这个物理定律是真实可行的（这样会使其不再是物理定律）；然而，我们只需要表明这个物理定律的例外情况在逻辑上是可能的。进一步说，逻辑上的可证伪性是一种对由经验得来的主张的规范，而不是用来说明反例存在的证据。

从以上分析中我们可以看出，在经典科学哲学的视野下，无论是按照证实的标准还是证伪主义的标准，中医理论都无法得到可靠的检验，而无法获得合理的经验解释，从而也无法获得合法的地位。中医理论形成于两千多年前，是临床经验与哲学思辨的结果。因此，中医理论带有很强的直观性、思辨性和不确定性，本质上也应是暂时的、试探性的、易错的。由于历史的原因，中医理论没有经过严格的科学实验的证实或证伪。在中医理论的现代实验研究中，往往多为实证性的研究，而很少或没有证伪性的研究。那么，是否因此而断定中医理论是无法科学辩护的呢？就像本章第一章里讲到的，近代以来中国学者中很多人高举逻辑经验主义"物理主义"旗帜，指责中医是"伪科学"，而要求"废除中医"。其实，经典科学哲学观点本身也存在无法克服的缺陷，其理性标准也受到质疑。下面我们借助奎因和库恩的思想分析经典科学的局限性并在范式理论下解释中医。

第二节　中医范式研究

中医和西医都属于自然科学，都是研究人类生命过程和疾病防治规律的一门科学体系。医学是对人的生命体在正常和异常状态下客观规律的认识。不管在什么时代、什么地方、什么人群，人体及其与内外环境相互关系运动变化规律是基本相同的。整个人类的解剖结构，人体器官、组织、细胞的功能及其变化规律，本质上是不会有差别的。但是中西医产生的文化背景、哲学指导观、思维模式、认识方法、语言描述和表达，以及各自科技进步和经济发展水平的程度有巨大差异，形成了两种不同的医学范式。

一　对经典科学哲学的批判

公认的经典科学哲学的观点遭受到来自费耶阿本德（Paul Feyerabend）、汉森（N. R. Hanson）、托马斯·库恩、奎因、图尔敏（Stephen Toulmin）等的批判。其中，奎因和库恩的不充分决定性和理论负荷的批判尤为关键。奎因在《经验主义两个教条》中把所谓的迪昂—奎因不充分决定性论题确立为当代哲学的基本概念，同时它也是葬送逻辑经验主义的因素之一。根据不充分决定性论题，任何科学理论都可以免于经验证据的反驳。也就是说，没有哪个检验是真正决定性的。问题在于没有哪个理论单独接受过检验。我们回到奎因所认为的经验主义的"两个教条"，即还原论和分析与综合的区分，详细考察他对不充分决定性的论证。

对于"还原论"，奎因基本上意指经验主义的意义标准："相信每个有意义的陈述等于建立在指称直接经验的词项之上的某些逻辑结构。"（Quine，1980b）对奎因而言，恰当的关于科学经验上的实践的隐喻是纽拉特的船上修船的隐喻，而不是还原论的教条。我们科学的世界观是我们一般的"信念之网"的一部分，我们的"信念之网"在我们前进之时必须不断修正；它并不是像彻底的还原论所说的单个观察陈述直接对应感觉经验，而是我们的相互联结的科学信念之网必须随着经验的作用而作出修正。被修正的信念之网的那部分——用前文的话说，无论它是特定的理论、辅助假说，还是观察本身——依赖于超越任何简单经验主义还原论教条的语境和语用。这种不充分决定性论题是和奎因的整体论相联系的——总是我们理论和信念之网的全体面对经验，而不是单个理论面对单位观察陈述。

1962 年托马斯·库恩出版了《科学革命的结构》一书，这本书基本关上了经典公认观点的大门。不像许多经典科学哲学的先验进路，库恩的基本进路是考察科学的发展，试图发现重大的科学成就，尤其是科学革命，实际上是如何发生的。根据库恩的观点，伟大的科学实际上是通过一系列实质的革命性转变而发展，其中旧的公认的科学理论全然被抛弃而代之以完全不同的理论框架或"范式"。

根据库恩的观点，科学革命是如何发生的呢？库恩认为这些转变并不是作为单个的"判决性检验"的结果而发生；事实上，科学家在面对大量的相反证据时经常会坚持既有的范式。库恩发现，大多数科学的历史，是"常规科学"，即科学工作在既定的范式之内展开，在常规科学时期，现存的框架仅仅是被毫无疑问地接受。事实上，如果科学家发现"反常"，即与起支配作用的范式似乎不一致的经验结果，一般的是科学家以及他们的实验室该受指责，而不是范式本身。

当然，在科学中存在革命，范式被推翻，但是这些变化是非常漫长的，包含大量经验上的反常和未解难题的积累过程的结果。库恩对许多不同的伟大科学历史中的事件的考察表明，科学革命不是一种特别理性的事件。对库恩来说，转换到新的范式是一种社会变化，是相关科学共同体成员起支配作用的信念的变化，因此它就不是可以用任何简单的正确的（实证主义的或证伪主义的）科学方法"规则"可以解释的那种变化。在科学革命期间发生的那种变化（更像政治革命）是偶然的环境和科学共同体的特殊的（社会）环境的结果；理解这种变化的合适工具不是传统的认识论，而是一种格式塔心理学。

库恩的观点支持了"理论负荷"的问题。对库恩来说，科学家不仅仅"看到"（see），他们还是"看作"（see as），而这就是范式，他们共有的概念框架，决定了什么被看作什么。范式提供了解释框架，通过它们观察世界的各种情况。正如菲利普·基切尔（Philip Kitcher, 1993）所指出的，没有"脱离理论的经验"。通过托勒密体系看到早晨太阳升起；从哥白尼的观点来看，我们在太阳下面旋转。观察的理论负荷或范式依赖导致不同科学理论的"不可通约"。如果没有对理论中立的观察语言，并且每个理论决定它自身的观察领域，那么，就没有办法比较科学革命前的理论和革命后的理论——科学理论因此是"不可通约"的。

二　中西医范式研究

库恩在《科学革命的结构》一书中提出"范式"（paradigm）这一核心概念。一般地说，范式涉及科学共同体共同信奉的基本概念，遵循的方法论原则，接受、使用和借以交换研究的语词系统，以及某一学科的经典著作、代表性教科书、公认的科学成就等。实际上，它涵盖了该学科的特性，对该学科共同体成员起着约束和规范作用。中西医范式的比较直接关涉中医学和西医学差异的深层结构或核心部分。就医学而言，中医讲阴阳五行、脏腑经络、气血津液等，西医讲解剖、生理、分子、基因等，而这些对人体生命现象和疾病表现的认识和方法不尽相同，医学语言及术语描述和表达方式也不一样。

（一）中西医是两种不同的疾病诠释系统

西医建立在解剖—生理基础上，而中医则以功能—形态为基础。

解剖知识在中西医学的发展中起到了不同的作用，这也是中西医学最显著的差异之所在。受历史条件的限制，中国当时的解剖水平并没有达到很高的水平，尚不能直接运用于临床的诊治当中，而且当时的哲学思想以元气论为主，认为万物由气化生，把人看作自然之气变化的产物，强调人体的整体性和不可分割性，认为人体与外界环境不可分离，人体自身亦不可分割，同时提出的天人合一观、五运六气等理论，说明中医没有依赖解剖，也没有受解剖知识的限制，而是走出了一条以临床实践为方向、以人体功能特性作为研究的重点，以观察和体悟为方法的发展道路。解剖学在西方医学却有着不同的命运，西方医学充分吸收了古希腊的元素论和原子论，并将其作为医学理论来解释人体的生理和病理，认为人是由原子或元素构成的，并没有把人看作自然或宇宙整体的一部分，另外还认为人体具有可分解性，可以通过解剖来进行研究。例如，西医的肾就是一个具体的解剖——生理器官，西医有关肾的一切论述都是以这一具体的解剖——生理器官为基础展开的。"而且在解剖和生理的关系上，更重视肾的解剖结构（逻辑上），因为只有肾有了肾单位这样的物质结构，它才能行施泌尿这一生理功能。"[①] 而中医的肾是一个功能——形态结构，它是行使藏精、主生长发育与生殖、主水和主纳气这样一组相关人体功能的形态结构，包括肾、肾上腺和内生殖器官这些器官及其相关区域的一切组织结构。也就是说，中医肾的概念，逻辑上是以功能为基础建立起来的形态结构。对比中西医心、肝、脾、肺、胃等一切腑脏和器官的概念，虽然可能有某些解剖——生理器官和功能——形态器官结构完全重合，但理念上是两种完全不同的诠释系统。

中医学基本理论论述的重点偏于功能而略于结构。在古代，中医虽然也有对解剖结构的论述，如《灵枢·经水》中所言："若夫八尺之士，皮肉在此，外可度量切循而得之，其死磕解剖而视之。"《灵枢·骨度》中对骨骼的大小、长短、广狭进行了描述，《灵枢·脉度》对经脉之长短进行了描述，《灵枢·肠胃》对肠胃之大小长短、

---

① 吴根友主编：《比较哲学与比较文化论丛》（第 1 辑），武汉大学出版社 2009 年版，第 267 页。

受谷之多少进行了描述，等等。但这些没有成为中医理论重点，所费笔墨较之对功能的论述少之可怜。中医重功能的特点主要体现在藏象、经络及精气血津液的论述上。比如，心主血脉和藏神；肺主气，主行水，朝百脉，主治节；脾主运化，主统血；肝主疏泄，主藏血；肾藏精，主生长发育与脏腑气化，主水，主纳气等。气具有推动与调控作用、温煦与凉润作用、防御作用、固摄作用、中介作用等。对这些生理功能的论述，虽然有少部分结合了解剖结构，如对胃的受纳功能、大肠的传导功能等，但大部分并不是建立在解剖基础之上的，而是通过临床观察和个人体悟的基础上总结而来，其中最典型的例子就是对经络的研究，经过半个多世纪的研究，对经络的形态结构研究始终一无所获，但其功能却是世界公认的。西医学基本理论论述的重点在形态结构，其功能的阐释也以结构为基础，受原子论和元素论哲学思想的影响。西医学自诞生伊始，就与形态结构结下了不解之缘，也注定了解剖学在西医学中不可替代的作用。西医学自古代开始就对解剖学投入了大量的精力，从希波克拉底到盖伦，都进行了不同程度的解剖学实验，到了近现代，随着科技的不断进步，这种解剖学研究已经达到登峰造极的境地。以解剖学为基础，结合物理学、化学、生物学等学科知识，西医形成了一系列以形态结构为研究重心的基本理论。西医学的生理学基本是根据"结构决定功能"的思路建立起来的，对人体每一部分的认识，都是形态结构在先，功能特点在后，由形态结构推导其生理特点。病理学也是如此，依据病变部位的形态改变来解释各种功能的改变。

（二）中西医本体论的差异

在第一章我们介绍过，元气论认为，元气是一种充斥于宇宙空间的精微物质，虚空皆气，其大无外，其小无内，呈现一种连续且运动不息的状态。元气运动而产生阴阳二气，阴阳二气交感而产生万物，因此元气又是世界的本原，世界上的一切物质都是由元气所化生。元气论思想影响着人们的各种认知活动，中医学作为祖国医学的重要组成部分，也毫不例外地采用了元气本体论作为其哲学基础，其以"气"来解释宇宙间万物本原，其核心概念是"气"、"阴阳"及"五行"。气是充满宇宙的基本实体，"通天下一气耳"。各种有形的具体事物，都是气聚合而成，所谓"聚而成形"；各种无形的虚空也充满着气，"虚空即气"；另外，气还可以渗入有形之物中，这样，万物由各自分立的状态而借助于气这个中介连为一体。气的动因在于阴阳，而五行乃是阴阳之气的基本形态。"于是，五行的相生相克具体展示了阴阳之气循环迭至和聚散相荡的过程，成为宇宙生生不息的基本构象。可以说，在中国科学思想中，'气'主要表达万物同源的思想，'阴阳'主要表达万物互动的思想，'五行'主要表达万物生化循环的思想"。[①] 在中医学中，气发挥着至关重要的作用。据考证，在中医经典《内经》中，提及"气"的共有两千余处，以至于有人感叹："如果说，《内经》的全部学说都是建立在气的理论之上，那并不为过。"[②]

而原子论是西方最具代表性也最具主导性的本原说。在古希腊，当时比较有代表性的哲学思想有两个，一个是原子论，另一个是元素论。原子论以德谟克利特、伊壁鸠鲁等为代表，认为世界的物质是由原子构成的，原子是最小的不可再分的物质颗粒，这些颗粒是永恒不变的，呈分散、不连续的状态存在。原子论认为，万物本原是一种最小的、不可见的、不能再分的物质微粒——原子，原子在性质上是相同的，在形态上具有一定的几何形状，所以，原子是"有形"的。原子是世界万物的本原，在虚空中做杂乱无章、永不停止运动着的原子，相互冲击，形成涡旋，从而产生万事万物。原子是事物不可分割的最小组成部分。还原论思维便是在原子论这种哲学基础上产生的，并随着近代原子论的复兴而不断发展，指导着西方自然科学的迅速发展。

元气论和原子论的差异"使得西方文化表现出偏重于结构还原、个别分析和宏观运动形式的研究等传统倾向；而东方文化表现为偏重于功能研究、整体综合和自然感应现象的思辨性探讨等特长"。[③] 因

① 龚静源：《中西医方法论比较研究——兼论中医的科学性》，硕士学位论文，武汉理工大学，2003 年，第 33 页。

② 刘长林：《〈内经〉的哲学和中医学的方法》，科学出版社 1982 年版，第 32 页。

③ 北京大学哲学系外国哲学史教研室编译：《古希腊罗马哲学》，商务印书馆 1982 年版，第 414 页。

此，从某种意义上说，"中西医学术范式的主要差异，都可以在东西方自然观的比较中找到某些原型"。①

（三）中西医方法论的差异

可以说，任何一个历史时期的医学范式，都是以与之相适应的方法论作为其理论发展的杠杆。中西医学范式的差异，从其外部因素来看，打上了人文地理和文化背景等的烙印；而从其内在因素分析，方法则具有最深刻的本质影响。我们试图通过对中西医学方法论的差异探讨，揭示出形成中西医学理论和范式差异之内因。

中西医方法论差异首先体现在司外揣内的观察法与形态解剖的观察法的不同。中西医观察同一件事所操作的方法是不同的。中医在萌芽之初，也踏进过对人体进行解剖观察的研究领域，获得了一定的解剖知识，如《灵枢·经水》提出了"若夫八尺之士，皮肉在此，外可度量切循而得之，其死可解剖而视之。其藏之坚脆，腑之大小，谷之多少，脉之长短，血之清浊，气之多少……皆有大数"。但中医并还有选择通过解剖现象的方法来研究生命规律的道路，而最终，中医观察对象时用的是司外揣内的功能观察方法，即在尊重生命完整性的前提下，通过司外揣内的方法来研究生命现象。所谓司外揣内，就是"视其外应，以知其内藏，则知所病矣"（《灵枢·本藏》）。即通过观察事物外在的表象，以揣测分析其内在变化的一种方法，又称"以表知里"方法。中医学的司外揣内法，实际是通过"观象"、"取象"来获得人体生理、病理信息，并据此来构建理论，确定治疗原则和方案的方法。"司外"的目的在于"揣内"。司外揣内是中医学常用的方法，藏象学说就是以此为主要方法来揣测、分析、判断内脏的内涵而建立起来的。具体到行动上，医生也就注重观察"藏象"而忽略解剖。

与中医轻解剖方法相反，西医从古希腊起就具有良好的解剖传统，医学大家希波克拉底、盖伦等都青睐解剖学，解剖也成了西医学研究的重要方向之一。虽然解剖学在中世纪神学的掌控下沉睡了千年之久，但随着文艺复兴运动的兴起和科技革命的推进，解剖学又随着

① 何裕民：《中西医学的自然观差异及其汇通趋势》，《医学与哲学》1987 年第 6 期。

社会的变革取得了日新月异的成就，同时也极大地促进了其他学科如生理学、病理学等的发展，成为西方医学不可或缺的基础学科之一。解剖是一种主要的形态观察方法，它在西医中之所以发达，主要是与原子论的自然观和还原论的思维方式有着密切的联系。沿着人体的层次结构，从器官水平、细胞水平、分子水平进而到量子水平；从宏观领域深入到微观领域，医学对人体结构的认识不断得以精深。早在埃拉西斯特拉时，他就认为研究病理解剖学是了解局部疾病的关键。西医学按照"组合—分解"的原理，注重观察各部分的形态结构和物质变化，并用以解释人体的各种生理、病理现象。西医学在基于对人体进行解剖学研究的同时，还对各种病原体（如细菌、病毒、微生物）等进行了组织学研究，探索其形态结构、生理特性和致病机理等问题。

　　中西医认识方法的最显著差异就是：传统中医以"体悟"为主要方法，几乎没有严格意义上的实验；而近代西医学却正是借助实验的翅膀，使之挣脱了思辨哲学的怀抱，走上独立的科学之路。在近现代以前，中医学知识的创新，主要是在读书的基础上，结合临床实践和个人体悟来实现，正所谓"医者意也"。南朝范晔《后汉书·郭玉传》云："医之为言，意也。膝理至微，随气用巧，针石之间，毫芒即乖。神存于心手之际，可得解而不可得言也。"东汉名医郭玉所言的"意"在于静心息虑，细细体察感受，专志于诊病。此言一出，被后世广为引用。当代中医学家裘沛然先生曾解释说："医者意也，就是用意以求理。理有未当，则意有未惬，医理难穷，则意有加。"[1]正是言有尽而意无穷。所谓体悟，就是在一定的知识储备基础上，对古圣贤之言语、经典著作之论述、自己的师傅或授课老师之说教，或对临床中遇到的某一类问题等念念不忘，朝思暮想，反复琢磨，而终究茅塞顿开，获得突破性认识的一种思维过程。清代名医吴鞠通在《温病条辨·自序》中讲的"十阅春秋，然后有得"，便是一种体悟的过程，大部分中医在研究学问之时，多是随着知识和经验的积累，从而达到渐悟某些事理的效果。《素问·八证神明论》中所说的"岐

　　① ［德］文士麦：《世界医学五千年史》，人民卫生出版社1984年版，第90页。

伯曰：请言神，神乎神，耳不闻，目明，心开而志先，慧然独悟，口弗能言，俱视独见，适若昏，昭然独明，若风吹云，故曰神"便是对体悟境界的一种描述。中医中许多高深知识的研究学习大都需要体悟之后才能运用自如，比如，对脉象的掌握，古人留给我们的大多是一种形象的比喻，如"浮如木在水中浮"等，真正要掌握还需要我们对各种现象的观察和大量的临床实践，在不断地思考体悟之中，才能掌握其精髓。

西方科学的实验方法论的确立，是从伽利略和弗兰西斯·培根开始的。但早在古罗马时期的盖伦（公元129—199年），就已经把西医学引上了实验医学的道路。盖伦重视实验，他不仅强调实验是通向科学真理的唯一道路，而且亲自做实验。比如在动物体上，通过不同水平切割骨髓，证明各种麻痹的机理；通过离体心脏实验，考察心搏肌的生理，确认心搏是独立于神经之外的；还用结扎动脉的简单而直接的实验肯定动脉含血，否定了前人动脉之含气的错误观点。虽然中世纪实验研究受到了神学的压制而暂时停歇，但到了近代，随着文艺复兴运动和科学精神的建立，实验研究重新受到了人们的重视。物理、化学、生物等学科的迅速发展，为实验研究提供了良好的基础，提高了实验的广度和深度及显微镜等检测仪器的发明和性能的不断提高，把实验研究的认识水平带到了一个新的高度。西医学除了进行解剖实验研究外，还进行了病理学实验、生理学实验、微生物学实验、药理学实验等一系列实验，西医真正走上了一条以实验验证为方法学特征的发展道路。西方的科学实验方法究其实质是逻辑思维方法，通过归纳和演绎作出科学发现和发明。它要求主体在对象面前尽量保持一种冷静、客观的态度，按照精确的既定程序进行严格推导，给人以清楚明白、富有条理性的知识。但与此同时，却又似乎丧失了思维主体所应有的热情、活力或想象力，而这些因素，恰恰是人类把握对象世界所不可或缺的。西医是建立在现代科学基础上的，它的发展观念、发展方式和现代科学一样，都是按照还原科学的方式发展。其学科是按"分析方法"的研究手段进行的，对人体的认识越来越微观及精细，以此种模式认识复杂的人体生命现象和疾病规律，使医学得到了突飞猛进的进步。

　　在研究方法上，中医重临床而西医重实验研究。中医学的经典学术体系是依靠临床研究发展起来的，既有系统的理论，也有丰富的经验，都是来自临床，较全面地反映了人类疾病的多样性，体现着中医学临床研究的特色。临床研究的局限性也给中医学术带来了一些局限。例如，对于病变和防治的内在机制和规律缺乏了解，对宏观现象的微观机制和过程缺乏了解，不得不根据"有诸内必形诸外"原理，采用"司外揣内"的方法来推断、猜测病变的内在机制和规律，对许多问题的认识往往知其然而不知其所以然。西医学在古代阶段与中医学一样主要依靠临床研究。在中世纪时期临床研究也十分困难，从16世纪开始的医学革命才逐步移植自然科学的实验方法，到19世纪走上实验研究的道路，现代研究是以实验研究为基础，把实验研究与临床研究统一起来。实验研究能够有效地克服临床研究的局限，认识疾病演变和防治过程的内在机制和过程，使认识走向深入、精确、严格。中医学的发展主要依靠整体研究，经过两千多年的实践，成为运用整体研究方法的杰出代表。整体研究是立足于人的整体，强调人的整体性、不可分解性，把疾病理解为整体的"人"发生的异常，着重认识疾病的整体性内容，以及局部性病变的整体性基础，从人的整体来认识防治疾病的机制和规律。西医学在早期是注重整体研究的，自16世纪以来，大力发展了对人的分解研究，它克服了整体研究的局限，使医学研究从宏观深入到微观，打开了深入部分了解细节的途径，获得了关于人体的微观细节的一系列科学认识，具有划时代的意义。分解研究是把人的整体分解为各部分，或把所研究的部分从整体中抽取出来，着重于研究病变的局部性内容和微观机制。西医将人体分解为若干个系统，而每一系统又分解成不同器官，每一器官进一步分解成不同组织。人体的组织由细胞和细胞间质构成，而细胞则是由细胞核、细胞质和细胞膜组成的。如此一路分析还原下去，直到目前的基因。中医的藏象学说的主要特点是以五脏为中心的整体系统观。人体以心、肝、脾、肺、肾五脏为中心，通过经络系统"内属于腑脏，外络于肢节"，将六腑、五体、九窍、四肢、百骸等全部脏腑形态官窍联结成一个结构上不可分割、功能上相互为用、代谢上相关联系、病理上相互影响的极其复杂的有机整体。

从以上的中西医核心理论的比较中，不难发现中西医是两种不同的医学范式。其本体论、认识论和方法论等各方面都有明显的区别。两种范式之间互有优缺点，"中西医两种医学都不是完整意义上的现代医学……在弘扬自己优势的同时，亦显现出各自的缺陷和不足……中、西医彼此完全可以优势互补"。① 因此，我们不能以西医范式的标准来评价中医的科学本性。从科学角度看，中医虽然不是现代科学，但却是一种传统科学。科学的形态也应是多样的，有传统科学形态，也有现代科学形态。中医学不是那种建立在结构论、形态学基础之上的科学，而是一种建立在生成论、功能学基础之上的科学；中医不是公理论、原型论科学，而是模型论科学。此外，要注意的是科学的形态不等于科学性，中医学不是现代科学，但不等于中医学不科学；即使否认中医学是传统科学，也不能说中医学不科学。

三 拉卡托斯的回应——科学研究纲领方法论下的中医研究纲领分析

拉卡托斯想要抹平在科学史和科学哲学之间由库恩引起的裂痕，更具体地说，是融合波普尔的证伪主义和库恩的历史主义。他的策略是，将注意力从单个的"科学理论"转到包含在"科学研究纲领"中的一组理论。一个科学研究纲领可以定义为"硬核"、"保护带"和一组"正面启发法和反面启发法"组成的松散整体。

硬核包含研究纲领的基本形而上学预设；它决定纲领并且它的成分不可以被经验证据反驳。表述硬核的命题在纲领的发展期间保持稳定，抛弃硬核，就是抛弃纲领本身。保护带包含辅助假说、经验约定和纲领的其他理论结构；它是展开所有"活动"的地方，当纲领随时间而改变时，所有的变化都发生在那里。保护带在硬核和经验证据之间形成一个缓冲带，当纲领随着经验证据的变化而向前运动时，保护带也随着持续地变化。在纲领的发展过程中，正面启示法和反面启示法提供什么该做（正面的）和什么不该做（反面的）的信息；纲领启示法确定合适的和不合适的问题（及其回答）。

---

① 凌锡森、何清湖：《中西医结合思路与方法》，人民军医出版社 2005 年版，第13—15 页。

中医理论体系包含着丰富的内容，它是由阴阳五行、藏象、病因病机、诊断、辨证、防治、中药、方剂等理论和学说组成。在整个中医理论体系中，最基本的、最坚硬的、最不易改变的基本假设和基本原理当属于元气论和阴阳五行学说。元气论是中医理论体系的基石，贯穿于中医理论的各个层面，从"人以天地之气生"、"百病生于气"，到"正气存内，邪不可干"、中药的"四味"和"五气"等生理、病理和药理无不以"气"作为其本体论基础。阴阳五行一直是贯穿中医理论发展过程中的两根红线。如果借助现代科学哲学家拉卡托斯的"科学研究纲领"，可以看出阴阳五行是中医研究纲领的重要组成部分。元气论、阴阳五行学说属于富含唯物论和辩证法的古代哲学思想，它们渗透到医学领域后，促进了中医理论体系的确立和发展，并贯穿于整个理论体系的各个方面。其中，元气论作为一种自然观，奠定了中医理论体系的基石，阴阳五行学说作为方法论，帮助人们构筑中医理论体系的基本框架。中医理论涉及的问题，大多离不开气。机体是由气聚合而成的；人的机能活动，是气推动和激发的结果；人的感觉、思维、情志等精神心理现象也是气活动的产物；人不断地从自然界中摄取"清气"，呼出"浊气"，从水谷等饮食物中汲取"水谷精气"，以维持生命活动的需要；"邪气"泛指一切致病因素，"正气"则代表着人的抗病能力，疾病发生、发展的过程，就是邪气与正气争斗的过程；治疗用药，则是利用各种药物所具有的寒、热、温、凉"四气"和酸、苦、甘、辛、咸"五味"，以调节人体机能状态，从而获得治疗效果。因此，无论是中医生理、病理，还是药理，无不以气作为其本体论基础。而阴阳五行作为一种方法论在构建中医理论体系中起到了决定性的作用。以阴阳学说说明人体的结构，有"人生有形，不离阴阳"；说明人体的生理功能和发病规律，有"生之本，本于阴阳"，"阴平阳秘，精神乃治"，"阴阳离决，精气乃绝"等；说明诊断和治疗疾病的根本原则，有"善诊者，察色按脉，先别阴阳"，"审其阴阳，以别刚柔"，"谨察阴阳所在而调之，以平为期"，"阳病阴治，阴病阳治"等。五行学说以五行的特性来分析人体组织器官等的五行属性，以五行的生克制化来分析五脏之间在生理上的联系，以五行的相乘反侮和子母相及来阐明五脏病变的相互影响，并在此基础上，用于疾病的诊断和治疗、判断预后等。以元气论和阴阳五行学说为硬核，赋予中医研究纲领很强的包容性，使它可以不断地接受、容纳和同化新的知识与经验，并保持着自身的完整性和统一性。

在元气论和阴阳五行学说硬核的外围构建的各种生理模型、病理模型、病因模型、诊断和治疗以及养生理论所组成的各种理论和假说都可以看作是中医研究纲领的保护带，如"心为君主之官"、"肾为先天之车"、"六气归从火化"、"内伤脾胃，百病由生"、"阳常有余，阴常不足"等。这些理论模型和假说是在硬核的基础上构建和繁衍出来的，是用来解决实际问题和保护硬核而提出的，随着理论和临床问题的出现，特别是在硬核遭遇反驳时，往往是通过增设、改变或调整保护带来保护硬核。从中医发展历史中可以看出，自《内经》始，中医研究纲领的硬核一直未发生改变，但其保护带却多次发生了变化。无论是张仲景的辨证论治理论的提出、"金元四大家"的出现，还是温病学说的创立，都进一步丰富和发展了中医的藏象理论、病因病机和辨证论治学说，同时也有效地保护了硬核免遭证伪。为了保护和发展硬核，中医也提出了正反两种启示法。正面启示法鼓励医者积极修改和发展各种辅助性假说来解决实践问题和保护硬核；反面启示法禁止将经验的矛头指向元气论和阴阳五行学说。在中医看来，"夫五运阴阳者，天地之道也，万物之纲纪，变化之父母，生杀之本始"（《素问·天元纪大论》）。阴阳五行规律是世界万物的根本规律，也是人体生理和病理的根本规律，因此认识和治疗人体疾病规律的医学同样也不能违背这一普遍规律。吴有性的"戾气"说和王清任的解剖学由于有悖于传统的硬核而被禁止，甚至被指责为"非圣无法"、"创异说以人"。

本章小结

经典科学哲学的理论来源主要是以现代物理学（当然不全是物理学）为代表的严密自然科学。这种科学的特点是理论依赖性强，认为研究科学理论的基本属性就是研究这一类以科学为模型的经典科学哲学的主要任务。理论内部的逻辑十分严密，以科学知识社会学为代表的非经典科学哲学尽管有许多理论资源可以用于对严密科学的实验室研究，但其最具解释性的分析科学领域却是以生命科学为代表的医学或医药学。生命科学的理论依赖性不像物理科学那样强，所以其理论内部的逻辑自洽性要求也不像物理科学那样严密。

而中医与西医相类似的地方是，具有相对较弱的理论依赖性，但与西医不同的地方是西医注重临床依赖性，而中医有更强的文化依赖性。

那种认为中医不是科学的观点其实是过分考虑了其理论依赖性，而忽略了其作为医学的实践依赖性，尤其是忽略了其文化依赖性。那种认为中医是不同于"Science"意义上的科学的另一种科学的观点其实是过分强调了其文化依赖性。笔者的观点是有且仅有一种科学，就是"Science"，在这里作为"Science"的科学有统一性，科学的基本功能就是描述说明和预见，不需要家族类似的类比来说明。

但同一种作为"Science"的科学有不同的分类，在不同分类的科学中，其理论依赖性和文化依赖性的权重是不一样的。

从全部的科学理论的层次结构来看，中医药学也大致是可以看作为一门科学的，它有作为形而上学陈述的阴阳五行学说，作为分析和科学陈述的藏象理论和经络说，作为经验陈述的经典药方；但在逻辑与数学陈述方面没有出现系统化，而没有相当于这一层次功能的病症（模型）陈述。这导致中医不像现代医学，而更可类比于西方亚里士多德式的医学。因此，从理论结构角度看，中医即使是一门科学，也要落后于西医。

但从科学理论的本体论角度看，现代医学的本体论是基于现代物理科学的原子论为主导的，当伽利略将亚里士多德不同本性的水气火土（还有以太）变为同一种本性的量的差异的原子本体时，定量的数学方式与实验方法就成为近代科学（包括医学）研究的主要方法。但中医的本体论（元气论、阴阳五行）既不同于原子论（后者重数学与实验方法）也不类比于亚里士多德五元素说，亚里士多德的水气火土是严格区分而不同、可相互转换的，水气火土与以太又有本质的差异。而阴阳五行是相生相克的,这种思想当运用于人之医学时暗含了身心的相交之关系。所以,不能简单地说西医是还原论的、中医是整体论的,也不能简单地说中医既非还原论也非整体论而是笼统论,而应当说西医是基于以原子为本体的物质世界观的本体论的还原论与整体论的结合,中医与之相比的确既不够还原也不够整体但却是基于身心统一论的笼统论。这可说明经络理论一方面很难找到明晰的解剖学证据,另一方面又发现经络的效果仅发生在身心统一的活人身上。难怪有人说化疗是把人当作动物,而中医是把人当作人。

总之,中医在理论结构上有其劣势,但在本体论上是优劣同存的。不过,其劣势在未来可能很难弥补,其优势也正在失去。

第四章　非经典科学哲学社会历史
维度下中医本性

从第三章的分析中，我们看到经典科学哲学的理论的经验可检验性标准对于解决中医理论的科学合理性是无助的，虽然其关于中医问题的分析对于厘清中医的本质是有一定意义的，但是也不能肯定地说中医的本性是其理论本性。理论属性只是科学本性的一个层次，这提示我们，一方面，对于中医这样一个复杂的文化现象并不能仅以理论的逻辑性、可检验性为标准简单地定性分析；另一方面，要全面深入地理解中医的本性，需要我们从实践的视角，深入到中医历史发展演进的具体历史情境中，给中医医疗实践活动一种科学实践哲学意义上的恰当说明。我们还有必要在横向维度上，分别从历史的视角、地理的视角、政治经济的视角、科学技术的视角和文化的视角审视中西本性差异的原因，为正确辨别中医发展方向提供依据。

在此我们不想沿着经典科学哲学的思路对中医进行"客观"的分析和实证研究找出中医的精华，剔除其迷信和巫术色彩的附加物，以求解中医理论之真理性。正如第一章和第三章讲到的中医理论的特点决定了它本身不是一个"求证"的科学，科学的本性并不必然是科学理论的本性，中医的本性也不仅仅存在于中医理论之中。当我们意识到从中医理论本性辩驳中医不是那么合理的时候，仔细考察非经典科学哲学的实践研究方法的重要性开始凸显出来，这需要从抽象到具体的回归，以及自然主义描述立场的运用。本章试图借用非经典科学哲学新的发展去探寻中医的本性问题，通过引入科学实践哲学、新实验主义以及科学知识社会学的观点试图对中医医疗实践活动的基本架构作一个"实验室"的研究。因此，我们把中医看作一个现象进行研究，不仅包括了它的理论，也要研究它的实践活动。本章我们将从科学的实践依赖性的视角，揭示科学的实践特性，从实践角度分析中医本性。

第一节　科学知识社会学与中医

在公认的经典科学哲学观点瓦解之后和对理论的社会负荷、不充分决定性及其他的像库恩和奎因这样的历史学家和哲学家的洞见被普遍接受之后，科学哲学发生了社会学转向，这种后期的社会浪潮（SSK 的第一波）包含了非常广泛的不同观点，但是它们之间还是有一些最低限度的共同点。所有这些不同进路都"共同拒绝哲学先验论，关注科学的社会维度"（Peckering，1992）。

科学知识社会学（Sociology of Scientific Knowledge，SSK）诞生于20 世纪 70 年代，所代表的方法只是科学之社会研究的一种方法。由社会学领域爱丁堡学派发起，现在 SSK 在英、法、美比科学技术与社会（STS）的研究更流行，英国 SSK 传统代表着科学社会学的主流。SSK 的创始人是爱丁堡大学的巴恩斯（Barry Barnes）和布鲁尔（David Bloor），其"强纲领"（strong programme）先声夺人，而微观的巴黎学派的"实验室研究"和巴斯学派紧随其后。这三个学派各有自己的研究偏向和观点，常常展开一些争论和探讨，有时也难免产生很多分歧。

总的来说，科学知识社会学从两个方面明确挑战了经典科学哲学。一方面，科学知识社会学不同于经典科学哲学为说明科学知识的本性提供了新的视角和更加丰富的解释资源。SSK 突破了经典科学哲学在认识论上设置的禁区，主张把科学知识的内容纳入社会学的范畴，而把科学的人类和社会维度置于首要地位，认为科学知识的生产、评价和使用受制于人类力量的约束。SSK 认为科学知识并不是由科学家所发现的客观事实，而是负荷着科学家的认识和社会利益的一种特定的社会塑造。在科学知识社会学中的"知识"；是指"任何一种被集体接受的信念系统"或"人们认为是知识的任何东西"，而不是指正确的信念。另一方面，SSK 强调并使用经验主义的方法论，拒绝经典科学哲学抽象思辨科学理性、客观性和真理的普遍性标准等概念，认为要解决诸如知识本性之类的争端，不能指望先验的理性思辨，而要求助于经验观察和描述。"SSK 的第一阶段由两个既有联系又各自独立的纲领组成：强纲领和社会建构主义"。① 下面，我们将在强纲领下的利益模式和社会建构主义模式下审视中医科学性问题。

一　爱丁堡学派的强纲领

（一）强纲领的基本观点

科学知识社会学兴起的前期，即 20 世纪七八十年代，爱丁堡学派的"强纲领"影响最大。比起其他进路，强纲领更加自我意识到它的作用和目标，而且还有它的正式成员。强纲领对科学合理性问题的解决主要采用了相对主义的策略。他们像社会人类学家分析社会学案例一样，对科学史上诸案例进行考察，并试图找出那些所谓的"正确"或"错误"的知识背后的真正原因。他们发现，这些原因不可或缺地包含了社会、政治和文化等因素，从而得出"不同的文化情境会导致不同的科学合理性"这样一个强文化相对主义结论。

强纲领或爱丁堡学派，以巴里·巴恩斯（Barry Barnes）、大卫·布鲁尔（David Bloor）、史蒂文·夏平（Stevev Shapin）及其他人的研究而形成。尽管这一纲领相对来说具有较大的凝聚性，可是其中不同的研究者对之依然有不同的观点。其中，布鲁尔的《知识与社会意象》最为接近强纲领的宣言。强纲领，不像默顿学派，它关注科学知识的内容，它的进路是自然主义；强纲领"关注知识，包括科学知识，把它纯粹看作是自然现象"（Bloor，1991）。要理解强纲领，首先要了解布鲁尔等人的"知识"的含义。在《知识与社会意象》一书中，布鲁尔一开始就指出："社会学家所关注的是包括科学知识在内的、纯粹作为一种自然现象而存在的知识。"这是关于科学知识的一个非常特殊的界定。与此相对应，他们使用频率很高的一个词是"信念"（belief），而很少使用"真理"（truth）这样的词。作为信念的知识并非我们通常所理解的"真实"的信念，而是作为人们生活

---

① D. 韦德·汉兹：《开放的经济学方法论》，段文辉译，桂起权注，武汉大学出版社 2009 年版，第 205 页。

支柱的信念，一种"得到集体认可的信念"，它是特定的历史和社会情境的产物，是人们集体协商认可的结果。这就是说，处于不同时代、不同社会群体、不同民族之中的人，会基于不同的"社会意象"形成不同的信念，从而获得完全不同的知识。科学知识社会学的目标就是要对此进行理论性研究，"强纲领"的四个信条正是适应这种要求而提出的。

那么，"强纲领"的四个信条到底包含了什么意思？为什么提出这四个信条呢？以下分别叙述。

第一，因果性原则。布鲁尔提出，研究首先应当是"因果性"的，应当关心那些导致信念和各种知识状态的条件。当然，除了社会原因以外，还存在其他形式的原因，这些原因在信念产生中与社会原因共同起作用。这条因果性信条是 SSK 进行研究的基本要求，因为要想研究科学知识的形成，就必须研究究竟是哪些条件使人们形成了特定的信念。也就是说，一项知识的形成必定是有原因的。SSK 的首要任务就是要找出原因何在。

第二，公正性原则。即应当公平同等地对待真理与谬误合理性与不合理性、成功与失败。这些对立的两方面都要求得到说明。布鲁尔认为，以往对科学知识的研究都或多或少带着偏见，把自认为是谬误的、不合理的、失败的东西加以贬损，而对认为是真理的、合理性的、成功的东西则大加褒奖。这种研究方法是很不公正的。首先，我们在研究前并不知道哪个是真理、哪个是谬误；其次，科学史上原本认为是真理的东西以后被证明是谬误的也比比皆是。因而我们不能带着在先的偏见进行研究，而应该去除偏见，公正地对待所有呈现在我们面前的各个方面。

第三，对称性原则。其是在"公正性"信条的基础上提出的进一步要求。因为无论就真实的信念还是虚假的信念而言，它们的形成都有一定的原因，并且这个原因必定是同一的。同一个知识之所以形成真实的信念或虚假的信念不可能是由两个不同的原因造成的。因此在说明风格上应当具有对称性。即同一个原因类型既要说明真实的信念又要能够说明虚假的信念。布鲁尔在这里反对的正是以往的社会学家将错误的知识诉诸很多外在的理由，却将正确的知识诉诸与客观事实的相符。

第四，反身性原则。即科学知识社会学的各种说明模式都应该适用于其本身。布鲁尔在提出"强纲领"时是希望自己的理论能和其他自然科学一样，成为一种普遍性的科学理论。而要达到这个目标就必须要求自己的理论具有"反身性"，使其在考察其他各种知识的同时也能够考察自身，从而其本身也就具有了与它所考察的知识同样的地位。

（二）强纲领的不同合理性与中医

根据这些原则，强纲领首先对"感觉经验"、"实在与真理"等传统经验论的基本问题作了社会学阐发。它指出感觉经验的可靠性问题不仅仅是一个知觉官能的问题，更重要的是观察者或试验者的知觉与理论背景、社会因素之间的相互影响、相互作用的问题。知觉与错觉之间没有泾渭分明的界限，它们并不产生于不同的原因，它们有着共同的心理——社会机制。错觉所反映的正是知觉的局限性，而社会因素既是产生又是克服知觉局限性不容忽视的因素。

强纲领批判了符合真理论并指出，理论与实在之间的一致关系难以用任何一个词概括，像"适合"（fit）、"配合"（match）或"镜像地反映"（picture）这些词都是不恰当的。追求理论与实在的一致性对科学思维的发展并没有起作用，科学思维发展的真正动力是错觉、理论、目的、兴趣和认知准则。因此，理论与实在的一致性形式是多样的，有多少种要求就有多少种一致性。

强纲领把真理看作是一种文化符号，即关于"真"的信念是相对于特定社会和特定文化共同体而言的，因而不存在超历史、超文化的真理标准。

通过对于"强纲领"的四个信条的了解，爱丁堡学派关于科学合理性的观点便可以跃然纸上。那么在科学发展史上，是否真的存在所有"正确的"、"合理性的"科学知识和"错误的"、"不合理的"的科学知识之别？托勒密的地心说是错误的，哥白尼的日心说是正确的吗？燃素说不合理，氧化理论是合理的吗？根据"强纲领"的"因果性"信条，无论是地心说、日心说，还是燃素说、氧化论等，这些知识信念的形成都是有原因的，我们应该对它们的原因进行观察；根据"公正性"和"对称性"信条，当我们追问这些知识信念形成原因时，不应该有关于该信念合理或者不合理的任何成见。而应该公平地、无偏见地对待科学史上各种貌似合理的或不合理的信念。不仅对科学史上各种知识信念是如此，在对待各种不同文化时也一样。事实上，强纲领的这种合理性观念是受到20世纪60年代社会科学领域中许多人类学家所持的文化相对主义思想的影响。只不过，强纲领的学者们将这种思想应用到公认为具有"客观性"的科学知识上来，并在认识论领域作了进一步理论阐发。强纲领的"强"就体现在它要公正地对待所有信念体系，不论是真的还是假的，合理的还是不合理的，成功的还是不成功的，以使社会学方法能应用于描述一切知识体系，包括数学和逻辑学这些远离经验的科学。

正如前面强纲领所论述的，"不同的文化情景会导致不同的科学合理性"。在上一章，从经典科学哲学的视角，我们看到，中医理论是逻辑上不一致的，其许多概念是模糊的，如"心阴"、"心阳"、"三焦"、"命门"等概念的具体所指一直争论不断；中医基础理论中的许多命题是否成立以及其成立的条件也有待进一步考察，主要是理论可检验性的问题。由于中医基础理论中的许多基本概念是哲学、辩证思维和意象思维参与形成的产物，并不是完全以客观物质实体为基础——这也是中医基础理论区别于现代科学实体论哲学基础的特点所在，所以中医基础理论中存在着一些可以找到需要检验的陈述却无法进行检验的命题。例如，要检验命题"尿液的生成和排泄依赖于肾中精气的蒸腾气化"，首先要明确"肾"、"肾中精气"以及"蒸腾气化"的概念；之后，由此命题可以导出的经验陈述之一是：肾中精气蒸腾气化失常，就会导致尿液生成和排泄的障碍。要想验证这一陈述，最大的困难是如何确定"肾中精气蒸腾气化失常"的状态，"精气"看不见摸不着，其"蒸腾气化"更是难寻踪迹（包括其内在和外在的表现）。因此，按照现代科学的检验思路，中医学被认为是不科学的。

那么按照强纲领的观点，以西方医学惯用的经典科学的分析方法来判定中医的科学本性肯定是不适用的。中医和西医是两种不同文化背景下的医学模式，它们应该具有不同的科学合理性。作为"强纲领"的提出者，布鲁尔曾经就阿暂德人的案例进行过这样的评价，"必定不仅存在一种逻辑：既然存在阿赞德人的逻辑，也存在西方人的逻辑"。① 那么根据爱丁堡学派的"强纲领"，先前对于中医的非理性、不合逻辑的指责完全是因为彼此对对方文化的不熟悉造成的。在布鲁尔和拉图尔看来，不同文化的合理性是处于完全相同的地位的，不存在谁好谁坏的问题。因此，对于在两种文化范式中发展起来的中医和西医，在强纲领的标准下应该具有相同的地位，不存在谁比谁更优越、更科学合理的问题。下面我们根据巴恩斯通过对诸条"合理性标准"的逐一论证②，来说明中医并不是不科学不合理的。

从经验判断上看，尽管中医的"观察语言"与西医完全不同，但却是可理解的。同时，在这种语言里，中医的理、法、方、药的理论体系的确是与"经验相一致的"，因为在中医看来，从未出现过与他们的经验不相符的情况。从中医理论的自身逻辑关系上看，元气本体论决定了不能用结构分析与逻辑实证的思维去指导研究，去认识生命与疾病现象，而是采取了司外揣内、取象比类的思维方式。司外揣内是获取信息的方法，如望、闻、问、切；取象比类是加工信息的方法，如辨证。中医学成为求解的医学，而不是求证的医学。中医理论体系本身是意义丰富、逻辑自洽的。尽管中医的辩证思维逻辑与西医的形式分析逻辑之间是两种不同的逻辑体系，但是综观整个中医体系本身是逻辑自洽的。同时，中医自身也有从医疗经验到中医理论的归纳逻辑形式，也有从医理得出具体的治法、方药的实例，即从规则到实例的演绎逻辑。所以在论证形式上，中西医没什么不同。从效力标准上看，有人认为中医"实际上"不起作用，它们是无效的，以此来证明其理论的不合理性。但事实上，我们可以举出具体的事例证明中医在实际上是有疗效的。例如，在"非典"治疗上，中医本来形成的一套对于传染病的防治理论发挥了突出的疗效。显然，上述几条标准都无法证明中医是不科学、不合理的。

---

① D. Bloor, *Knowledge and Social Imagery*, Chicago：University of Chicag Press，1991，p. 139.

② B. Barnes, *Scientific Knowledge and Sociological Theory*, London：Routledge，1980，pp. 28 – 32.

（三）强纲领的利益模式与中医

强纲领的四条原则构成了它的方法论核心，针对这四条原则也出现了大量的批评文献。笔者不打算讨论这些批评文献，或是强纲领对这些批评文献的回应，只是简单讨论其中的一个问题，即强纲领中利益的作用这一具有争议性的问题，它与后期的 SSK 的研究或者中医学有密切的关系。布鲁尔的四条原则并不必然要求人们究竟如何解释科学家的信念，只需人们寻找：（1）那些信念的原因；（2）关于那些信念的真假是公正的和对称的；（3）愿意将这些因果论证应用于他自己的工作。强纲领几乎只是依靠一种具体的进路以解释科学信念，这种信念是基于科学家的社会利益而得以解释的。这些利益模式是以科学家在全面的社会关系中的特许地位为基础的，并且出现于其中。因此，在任何特定时间，相关的利益可以采取不同的形式——个人的、群体的、行业的、阶级的、国家的以及其他的；但是不管采取何种形式，强纲领的理论总是还原到这种观点，即某种信念总是包含在相关的科学家的利益之中，并且这种信念（因果地、公正地、对称地和自反地）解释了为什么科学家拥有他们所持有的信念。这不是仅有的可用的社会/人类科学进路，但它却是被使用的主要方法。利用社会利益解释科学家的信念已经成为强纲领的关键的区别性特征。这里的"利益"即"思想或信念是否以及如何能被认为是社会阶级或其他利益集团的特殊利益的结果"（Barnes，1977）。他们的"利益可以是经济、政治或宗教利益，可以是认识利益或专业利益，也可以是职业利益"。①

尽管这种"利益纲领"受到来自各方的批判，但是对于公认为普遍性知识的科学来说，这是一个很好的对其地方性性质的昭示。这样，科学的地位也就随之"降低"到一般知识的地位了。同样，反过来看，一般知识也就不必在社会、政治和文化方面与科学做出划界，因为科学同样涉及社会、政治和文化。就中医而言，这种 SSK 纲领对科学划界来说，由于利益均成为各种学问的一种因素，故不能

---

① Sandra Harding, Science is Good is "good to think with", in Andrew Ross ed., *Science Wars*, Duke University Press, 1996.

因中医理论涉及社会、政治和文化利益而把它排斥出可以分析的范围。知识分析不能忽略"语境"（context），这就是 SSK 的重要贡献之一。把利益、权益等社会因素和文化因素整合到对自然知识理解的系统中来，采用一种自然主义的描述立场对其进行经验研究，而这也正是我们下一步的研究所采纳的方法之一。如果用"利益模式"对中西医之争进行分析，可能会对这次争论有较深刻的认识，从而找到较合适的解决方法。① 中西医之争的实质就是西医在和中医争地盘、争权力、争利益。认为中医是"伪科学"的一派和认为中医是科学的一派，从各自的信念出发，结成自己的联盟，并通过各种手段进行磋商、博弈，扩大自己的联盟和势力范围，以便取得绝对权力地位，从而维护自身利益。

在此，根据强纲领的相关理论原则，我们还有必要在横向维度上，分别从历史的视角、政治经济的视角、科学技术的视角和文化的视角审视中医的成因，为正确辨别中医发展方向提供依据。

1. 历史因素

在原始社会里，不论是中国还是西方，医学的发端都是以巫术的形式开始了捍卫人类健康的活动。进入奴隶制社会后，东西方几乎同时开始了医巫分离的进程。中国进入封建社会时间较早，结束较迟，长达 2300 多年（公元前 475—1840 年）；而西方晚于中国 1000 年进入封建社会，延续的时间也比较短，只有中世纪（476—1640 年）1100 多年的时间。可以说在中世纪之前的中国和欧洲，在医学上没有太大的差异，水平大体相当，有的也仅仅是差异的萌芽而已。但在中世纪"黑暗的一千年"中，西方医学的发展随着科学技术的被压抑而进入低谷，恰在此时，却是中国医学发展的繁荣高峰期，中医学范式稳固建立。此时期，中西医学开始了真正的分道扬镳，差异逐步扩大。随着文艺复兴运动的开始，西方医学也随着科技的腾飞而迅猛发展，形成了西方医学范式。而中医学在近代随着社会发展的起落，进入了发展的曲折期，中西医学范式差异大大地加深。

由此可见，中西医的现有差异既是几千年历史积累的产物，又是

---

① 赵万里：《科学的社会建构》，天津人民出版社 2002 年版，第 116、152 页。

发展到今天所呈现的不同时代特点的表现。

2. 政治经济因素

中医的科学性问题原本属于学理争论的问题，但其实在争论背后涉及了政治意识形态问题。在中医争论的历史上，许多废止中医的议案都是通过政治手段提出的，争论也最终通过政治手段才得以平息。

医学和其他科学一样，其发展是受社会生产影响的。社会生产决定着经济发展水平，经济发展水平决定着对医学发展的支持力度。同时，经济基础决定上层建筑，特定的经济水平就形成了特定的社会形态，特定的社会形态又以特定的政治制度和行政手段调节和控制医学的发展。所以说，社会的政治经济水平影响着医学的发展，从根本上决定着医学发展的速度和水平。

中医学辉煌的历史和中国相对稳定繁荣的封建社会发展相对应。而西方的封建社会在"黑暗的中世纪"的笼罩下，医学的发展同其他科学技术一样，处于衰微状态。而到了近代，随着"文艺复兴"的觉醒，西方进入了资本主义社会的发展期，而此时的中国正在半封建半殖民地的泥沼中挣扎。西医学借着科技突飞猛进的东风展翅高飞，而中医学随着社会形态的落后、思想的禁锢、民族的危难而在死亡线上挣扎，发展极为缓慢。

东西方的政治经济发展是不平衡的，按照各自的发展脉络我们可以画出两条不同的曲线，而且这两条曲线是不平行的。这就为中西医学发展分别提供了不同的经济政治基础，中西医学也因此体现出发展的特异性。

传统医学在中国已不仅仅是一种学术门类，也不仅仅与思想政治密切相关，中医药业已然构成了社会经济生活中最有组织的一部分。中医药与国民经济之密切关系是无论如何不能回避的。国民政府卫生部长薛笃弼在与请愿代表的谈话中就谈到中医药与国民经济的问题："就我国一般国民经济与医药之关系言之，约计此四万万民众中，业医者、种药农、售药商、制药工以及其他依附医师药农药商药工，以为衣食者，绝非少数。以如此巨额民众之生活根基，若不巫图改进，任其窥败衰亡，其影响到国民经济方面，亦非可等闲视之。"①

3. 文化因素

中西医文化是两种不同风格、不同气质的文化，通过中西医文化之间的比较，能够使我们更加深刻地认识中医以及中西医差异的本质。这也是理解中西医差异存在的关键所在。那么，中西医文化的差异究竟在哪里？不同的学者从各自不同的角度对这一问题进行了回答。

林德宏教授从生产劳动方式的角度，对中西医文化进行了比较。他认为："古代中医文化是一种农业文化，近代西医文化是一种工业文化，生产劳动是人类最基本的活动，它不仅是创造了物质文化的活动，而且对精神文化的各个领域也产生了广泛的影响。各种精神文化产品都间接或直接接受劳动方式的特征。中西医文化的差异，归根结底，在于它们反映的是农业劳动和工业劳动两种不同的劳动方式。要了解中西医文化的差异，首先要了解农业劳动方式和工业劳动方式的差异。"②

从农业文化与工业文化的区别来探讨中西医文化的差异具有深刻的合理性和启发性。因为生产劳动是社会的基本实践活动，生产劳动的形式和特点对哲学思潮、科学思潮及医学文化的形式和内容具有重大影响。从农业文化与工业文化这一文化视角来认识中西医文化，对于我们正确认识中医发展规律提供了一些有益的启示。中国的农业社会历史漫长，农业文化在历史上占主导地位，中医文化本质上是一种农业文化、有机体文化。因此在近两千年的发展过程中，中医能够一直保持传统形态延续下来是与中国农业文化的连续性密不可分的。近代以来，中医受到了严重的冲击，从表面看这是中西医之间的碰撞，实质上是两种不同文化的撞击，是农业文化与工业文化的撞击，是有机论与机械论的碰撞。20 世纪 80 年代以来，世界范围内的中医热的兴起，是和现代人类从"机器时代"进入"信息时代"的转变、现代自然观从机械论走向新的有机论分不开的。

---

① 《薛部长对于中医药存废问题之谈话》，《申报》1929 年 3 月 22 日。

② 薛公忱主编：《中医文化溯源》，南京出版社 1993 年版，第 2 页。

美国科学史家萨顿认为东西方文化是人类文化两个基本的、互相补充的方面，它们像同一个人的两种不同的神态和面貌、同一个人的两种不同的姿势。他反对西方文化中心论，强调："不要忘记东西方之间曾有过协调；不要忘记我们的灵感多次来自东方；为什么这不会再次发生？伟大的思想很可能有机会悄悄地从东方来到我们这里，我们必须伸开双臂欢迎它。"① 林德宏教授对中医文化的前途也充满信心："东方智慧的新浪潮正滚滚而来。中国文化将在这次浪潮中接受新的洗礼，克服自身的弱点，发展到一个新的阶段。这正是中医文化复兴的契机。"②

总的来看，历史因素、地理因素、政治经济因素、科学技术因素和文化因素都是形成中西医学范式差异的基本原因。正是这些差异制约着"中西医结合"与"中医现代化"的脚步，如何消除上述因素的影响，是我们当前和今后相当长时期中需要解决的问题。

二 社会建构主义模式下的中医

近年来，建构主义比强纲领受到更多关注，如果把强纲领看作一个有其成员的相对有凝聚力的学派，那么社会建构主义就应该被看作是一个由共同持有维特根斯坦家族类似观念的各种研究者组成的混合体。由于有许多不同版本的建构主义 SSK，并且，它不像强纲领那样有特定的文本可以当作方法论指南，因此很难对建构主义勾勒出一个"概要"。韦德·汉兹讨论了由所有建构主义进路共同具有的六个家族特征，它基本上反映了建构主义方案的一般特征。③

汉兹认为，第一，最为明显的建构主义文献的特征是，大多数研究都是包含了对科学实践的具体详细的研究。不像早期的强纲领经常关注方法论，建构主义研究的重点已经很少谈论如何开展这样的研究，而是更多地关注这种研究实际是什么的实例。换言之，建构主义一般将科学研究恢复到它本来的样子。第二，建构主义研究往往是非常局部的、具体的，并定位于知识生产的某个特定场所。建构主义很

① ［美］萨顿：《科学的生命》，商务印书馆 1987 年版，第 140—141 页。
② 薛公忱：《中医文化溯源》，南京出版社 1993 年版，第 4 页。
③ D. 韦德·汉兹：《开放的经济学方法论》，段文辉译，桂起权校，武汉大学出版社 2009 年版，第 205—208 页。

少关注科学革命或者一般的研究纲领；其焦点往往是更为微观的，如一个实验室、一个仪器、一个结果。这种局部性和微观聚焦与此类研究的第三个特征相互渗透。第三，建构主义强调实地调查，注重人种学研究及亲自参与观察。作为建构主义研究基础的社会科学更可能是人类学的实地考察，建构主义一般不从严格的先验性开始，社会学家的理论框架像所研究的科学家的理论框架那样，往往是可以磋商的，是偶然的，是对环境敏感的。科学被看作是包含真实主体在真实时间当中从事真实的研究过程——追求目标、相互影响、利用资源、生产科学产品。第四，社会建构主义的观点很少有确定性，几乎一切事情都是可争议的（或至少是可以磋商的）。科学知识是科学家及其能动性和制度时时进行的、持续不断的、极具偶然性的磋商结果。第五，自然在科学知识中很少或者不起作用。在实践科学家和传统的科学哲学家看来，世界是被科学"发现"的；而在社会建构主义的科学知识社会学看来，世界是"建构的"而不是发现的。科学家"创造"知识，他们不"发现"知识。第六，所有这些特征结合起来就是科学的批判，或者至少是批判由传统的科学哲学、大多数实践科学家及我们（现代西方）的流行文化所赞成的科学的单一而又普遍的认知特权。这些实验室研究表明，科学是一种社会环境，主体在其中工作、相互影响、彼此磋商并最终形成科学知识的世界。

在如何看待和研究中医的问题上，科学知识社会学学派的学者们的经验研究具有十分重要的借鉴意义。那些关于科学思想和科学组织的微观经验研究拓展了我们的视野，将社会因素和文化因素注入到知识研究的体系中来，从而弥补了以前仅仅关注知识成果的片面性。

如果说知识必须植根于科学的研究实践中，而不是被完全抽象化于表象理论中，并且理论只能在其使用中得以理解，而不是在它们与世界的静态相符（或不相符）中得以理解的话，那么对这样一种知识的辩护就既不可能用形式的论辩来证明，也不可能用先验的方式来一劳永逸地建立起合法性的基础。如果我们所获得的只能是地方性知识的话，那么对之的辩护也只能诉诸亚里士多德意义上的"论题的论辩"；反过来说也一样。由于这种论辩必须基于事实的根据，因此也是一种"叙事"。在前面提到的实验室研究中，当科学被作为实践活动来考察时，科学知识的构造中就已经包含叙事的成分在内了。科学家需要用自己的业绩来证明自己的能力，说服政府或企业财团以获得足够的研究经费，劝说和动员研究者来参与研究，还要用各种修辞手段来宣传、推销自己的成果，等等。关键不在于是否有真理，而在于动用一切修辞手段来营造出可信的情境，以说服别人。

　　科学知识社会学的经验研究的典型程式是：首先描述理性科学的哲学模式，然后表明哲学不能解释科学中实际发生的事，最后在说明科学过程时则引入社会因素作为理性因素的替代物。在科学知识社会学看来，任何知识（包括自然科学知识）都摆脱不了社会因素的影响，科学知识不是绝对的，而是相对的，具有一定的历史地域性，都有存在的合理性，都是平等的；而某一思想成为信念，为人们所接受，并不是它具有一定的真理性，而是主要依靠宣传和权力。所以，两种不同的信念之间不存在好与坏的区分，任何一方都不具有优越性。"那么根据社会建构论的理解，科学，与其他所有知识一样，都是一种社会建构，具有一定的文化相关性和相对性，科学，归根结底，也只是一种信念……就中西医而言，它们都是地方性知识，都有存在的合理价值，二者在地位上是平等的，虽然二者疗效的侧重点、范围有明显的不同，但由于有疗效而被不同地域、不同历史时期的人们接受。所以，中西医都是科学"。"中西医之争的实质是不同派别在医学领域争夺权力、利益的表现"。①

　　科学知识社会学将科学与历史和社会等其他因素结合起来，把科学知识看作是不同群体磋商、博弈的结果，解释了权力、利益因素在科学知识生产过程中的重要作用，研究科学与其他社会因素之间的关系属性，使得这一理论具有了实践依赖性，说明知识的科学性和科学实践的过程是息息相关的。它突破了"科学知识"不容，也无须社会学染指的禁区。"科学是一种解释性的事业，在科学研究过程中，自然世界的性质是社会性建构起来的"。② "正如我们有关吃饭、死亡、教养以及挣钱和花钱的社会史一样，我们也有一个制造真理的社

---

　　① 连冬花：《中医是科学：社会建构论的视角》，《学术论坛》2007 年第 4 期。
　　② 郭俊立：《科学的文化建构论》，科学出版社 2008 年版。

会史"。① 基于这样的解读，科学显现为一种偶然的、历史的、情境性或地域性的文化，一种生活方式或语言游戏。暂且不谈科学社会建构理论所存在的经验相对主义的问题，而仅从社会利益的满足的角度看中医的科学性，分析还是欠缺深刻性和清晰性的，无法令人信服。

同其他任何一个学科或学派一样，SSK 无论是在理论方面还是在实践方面都存在着不足。SSK 的社会建构论过分夸大和凸显了权力、利益、价值观和社会结构等社会因素和人类力量的影响，导致科学研究实践中人类力量主题化，也就是皮克林所说的人类主义（humanism）。由于 SSK 忽略了科学研究中仪器、设备和实验组织体系等物质维度，客观力量被纳入人类力量中因而未得到重视，完全从社会建构的角度解释科学知识形成的过程，使得 SSK 在解释科学知识的客观性的问题上遭遇困境。

第二节　科学实践哲学与中医

一　科学实践哲学概述

强调实践是科学知识社会学的核心理念之一，而且自从"索卡尔事件"以后，实践成为"优位"的发展路径。20 世纪以来，传统科学哲学遇到了难以逾越的困难，从传统的逻辑实证主义到历史主义，从科学说明到科学实在论，科学哲学领域无论是内部还是外部，都受到了极大的冲击，力图统一说明科学发展的各种科学发展模式和图景在各种挑战下，纷纷走入低谷，成为明日黄花。在各种科学哲学流派和观点争论纷纷之时，科学知识社会学把实践理性从具体的操作转变成为一种认识论上与语境相关的概念，并把实践活动置于文化的场景之中，因此，科学知识社会学的学者们对科学哲学转向实践的研究起到了重要的引导作用。

近年来，当代科学哲学、社会学和人类学以及关于不同民族和地域的文化研究，特别是欧陆传统的解释学哲学的研究，越来越强地表

---

① 郭俊立：《科学的文化建构论》，科学出版社 2008 年版。

达了这样一些最显著的特征：第一，当代自然科学不是科学的唯一形态。第二，科学知识不是独具真理性的认识，其中不仅自然在"说话"，而且与自然打交道的这些认识者、行动者的团体以及通过群体间的互动也在"说话"。第三，当代科学哲学是一个演化的过程，不同流派在批判中发展，它们给出了相互矛盾的关于科学划界的标准；就更为后来的科学哲学发展看，它更加倾向于把科学视为一种过程，一种社会实践，一种人与自然打交道的方式。

新近发展起来的科学实践哲学（Philosophy of Scientific Practices）是 20 世纪 90 年代兴起于美国的反对理论优位（theory domination）、重视科学实践的一种把英美分析哲学与欧陆解释学传统结合起来的科学哲学[①]，其明确把"科学"称为一种实践技能和行动的领域，而不仅仅是信念和理性的领域。例如，科学实践哲学的提出者之一的劳斯就明确指出，"我主张把科学作为实践活动的领域加以理解。……我们发现，在科学中，一种地方性的、存在性的知识是建基于对使用设备、技术、社会角色和可理解的可能性的实践把握上的"。[②] 这里的实践"并非以应用为目的，而是指实践的技能和操作对于其自身所实现的成果而言是决定性的"。[③]

从最近新兴的科学实践哲学的观点看，以往的科学哲学都可以被称为传统科学哲学。从最近新兴的科学实践哲学的观点看，以往的科学哲学包括历史主义科学哲学在内都可以被称为"传统科学哲学"。如果我们就在这个意义上使用这个观点，那么在传统科学哲学中，按照历史进程它又可以划分为两个大的阶段，即逻辑主义和历史主义两个阶段。逻辑主义的科学理性研究将理论理性和实践理性分开，认为对理论理性的逻辑分析是理解科学理性的唯一途径，并把时间理性纳入伦理学、社会学、心理学等其他学科的研究中。

目前科学实践哲学研究也可以清晰地区分为三个研究进路：认知科学进路、解释学进路和新实验主义进路。其中，认知科学的科学实

---

① Rouse J., *Knowledge and Power: Toward A Political Philosophy of Science*, Ith nca and London: Cornell University Press, 1987.

② Ibid., pp. xii – xiii.

③ Ibid., 1987, p. x.

践哲学研究主要集中于脑机制、个体实践方式和实践活动对于认识的作用和影响的研究上，这个进路着力的是，认知活动的实践性在塑造知识中的机制和作用，是用自发的认知个体的内在心理机制对实践进行说明和解释，提供了实践的微观机制，这是典型的自然主义进路。① 一些人建议关于科学的认知科学应当取代科学哲学，如丘奇兰德（Churchland）、基尔（Giere）、西蒙（Simon）等，他们基本上是用自发的认知个体的内在心理机制对实践进行说明和解释，提供了实践的微观机制。近期，认知科学的进路更加接近实践的研究，比如，近期提出的涉身性认知（embodied cognition）概念，指出实践者的身体也在参与认知，也对认知的方式发挥影响和作用。本书所依据的科学实践哲学，主要以后两个进路为主。

科学实践解释学进路的主要代表人物是约瑟夫·劳斯。而新实验主义研究进路则涉及一大批科学哲学家，他们主要是：伊恩·哈金（Ian Hacking）、艾伦·富兰克林（Allan Franklin）、彼得·路易斯·伽利森（Peter Louis Galison）、大卫·古丁（David Gooding）和黛博拉·G. 梅奥（Deborah G. Mayo）。对这些研究进路起推动作用的当然还有大批的 SSK 学者，如前所述，以及一些女性主义科学哲学家，如依夫林·福克斯·凯勒（Evelyn Fox Keller），等等。"SSK 把实践理性从具体操作中转变成为一种认识论上与语境相关的重要概念，并把实践活动置于文化场景中，这点对于科学实践哲学研究的进展起到了重要的激励作用。而女性主义则从性别的独特视角，表明知识不仅是更为一般实践性的，而且可能是地方性的、文化性的，可能是具有社会性别实践性的，这为科学实践具体化提供了论说"。②

科学实践概念，指的是人参与世界的行动，是我们与世界打交道的方式、塑造的方式。它是由包括我们的行动和行为的领域（物质的和技术能力的），也包括在这些环境中做什么和成为什么才是有意义的共同理解所构成的。只有通过我们与世界的目的性互动及其实践的成败方式，我们的解释才能获得意义，世界才能被确定下来。科学

---

① 吴彤：《聚焦实践的科学哲学——科学实践哲学发展述评》，《哲学研究》2005 年第 5 期。

② 同上。

实践哲学认为，科学知识及其活动一定是地方性的。真实的科学经常是内在的不一致，在缺乏一致说明和解释时，科学知识并非不存在，而是存在于使用具体范例的境况和能力中。更为重要的是，在科学实践哲学中，还提出了与以往传统科学哲学完全不同的观点。第一，科学是实践活动的领域；对于科学而言，实践是主导性的（practice‐dominated）。第二，科学实践必然是地方性的、社会性的，因此，建基于地方性实践基础上的科学知识不仅一开始就不是普遍性知识，而且在本质上就一直保留着地方性知识的重要品格；科学知识似乎拥有的普遍性品格只是它表面的外套，它不是去地方性的结果，而是被标准化的结果。第三，科学在其主要和根本的意义上，不是表征体系，而是实践活动。第四，科学也是一种文化现象，可以通过文化研究的方式（如民族学和人类学的方式）加以研究。科学在文化的意义上，与其他文化活动是平权的。

比较而言，在传统（经典）科学哲学看来，在科学中，理论与其他如实验、观察等相比具有无上的地位。传统科学哲学通过论证观察和实验只有在理论的语境中才有意义，通过说明理论引导实验的建构和操作，提供观察得以解释的范畴，观察和实验室研究成果转移和应用的中介。传统科学哲学主张，科学命题是具有普遍性的，理论是研究的最终成果，科学的目标就是提出更好的理论。在新兴的科学实践哲学看来，传统科学哲学被非常准确和突出地称为"理论优位（theory‐dominated）的科学哲学"（Hacking I.，1983；Rouse J.，1987），即理论第一的科学观。而新兴的科学实践哲学就是要一反传统，提出相反的观点，即提出"实践优位（practice‐dominated）的科学哲学"。

二　科学实践哲学视野之中医

对于中医学的科学实践活动的研究，需要先有一个规范的视野。可以从中医学自身看，也可以从西医学的视角看，还可以从我们前面介绍的其他观点看，我们在此以科学实践哲学为主视角，在科学哲学中引入实践的视角，脱离对理论的单一关注，转而考察整个中医实践活动的全过程，理论从而成为中医实践的产物和一个组成部分，是一个处于变化之中的建构之物。从全新的角度对中医活动发展的历史存在和演化的因果关系进行梳理，充分利用当今一些最新的科学哲学观点对地方性知识进行分析，必然能够看到以往以其他角度介入时所忽略的部分事实。

（一）作为实践领域的科学知识、中医实践与理论

在新兴的科学实践哲学看来，传统科学哲学不仅忽视了科学的一个方面（实验），倾向于它的另一方面（理论），而且从整体上扭曲了我们对科学事业的看法。[①] 在给《知识与权力》一书做中文版序言时，劳斯进一步指出，"知识不仅是一种表象（如一个文本、一种思想或一张图表），而是一种在世的互动模式。这种模式包含了被表象的对象或现象，也包含着情境安排——只有在这些情境，表象才是可以理解的，它们与其他表象和实践才能有意义地联系起来"。[②] 因此，在科学实践哲学里，说科学知识本质上是实践的，并不是说它离开实践而去，这种具体的实践、局部的实践总是与科学关联着。于是按照科学实践哲学的说明，今天以现代科学为基础的科学知识尚且具有根本性的与实践的关联，那么中国传统的与疾病打交道的生存实践之一的中医实践又何尝不是如此呢？在科学实践哲学的观点下，与西方科学相比，至少中医实践及其理论活动的形态更为具体，与人文学科之间的关联更为密切，与民间的联系更为广泛。从科学实践哲学视角看中医，中医是实践性很强的学问。中医是怎样的一种知识和实践呢？按照中国古代有关学术分类的方法"形而上者谓之道，形而下者谓之器"来看，正如有些医学者所说，中医是道器合一的学问。广西名医刘力红，曾以"五藏"为例，指出在五藏的心、肝、脾、肺、肾中，有一个很重大的区别，就是肝、肾、脾、肺都有一个"月"旁结构，而心没有这个结构，"月"部代表"肉"这个有形物质，而唯独"心"没有这个部首，是属于形而上的东西。五藏的这个定位，不是一个简单的定位，也不是一个轻松的定位，实在地，它是对整个中医的定位，是对整个传统文化的定位。这个定位我们也可以从五行

---

① Joseph Rouse, *Knowledge and Power: Toward a Political Philosophy of Science*, Ithaca and London: Cornell University Press, 1987, p. xi.

② ［美］约瑟夫·劳斯:《知识与权力》，盛晓明、邱惠、孟强译，北京大学出版社2004年版，序言第2页。

的联系中去认识，像金、木、水、土这些都是有形有质的东西，这些东西都是往下走的，因为它有一个重量，都受万有引力的作用，都属于器的范围。而火呢？唯独这个火，我们很难用形质去描述；唯独这个火，你放开后它是往上走的，难道它没有重量？难道它不受引力作用？这就是所谓的"形而上"，这就是道。现在我们知道了，中医只讲肝、肾、脾、肺行不行呢？不行！还要讲心。所以，中医肯定是一门既讲形而下，又讲形而上的学问。那么在这两者之间有没有一个轻重的区别呢？这个答案也是很明确的。我们看一看《素问·灵兰秘典论》就可以知道，《素问·灵兰秘典论》中说："心者君主之官，神明出焉。""君主"意味着什么呢？大家应该是很清楚的。而《素问·灵兰秘典论》的另外一段话，也很值得引出来供大家参考："凡此十二官者，不得相失也。故主明则下安，以此养生则寿，殁世不殆，以为天下则大昌。主不明则十二官危，使道闭塞而不通，形乃大伤，以此养生则殃，以为天下者，其宗大危，戒之戒之！"从这个五藏的关系，从这个十二官的关系中，我们可以看到，传统文化、传统中医，虽然的确是道器合一的统一体，虽然它强调要形气相依、形神合一，但是总的侧重却在道的一面、神的一面、气的一面。所以，它是一门以道御器、以神御形、以形而上御形而下的学问（刘力红，2002）。道器合一的学问属性使中医不同于现代自然科学以经验对象研究为特征。例如，前面介绍过的逻辑实证主义就是在意义标准里力排形而上学的这种因素。中医的这种属性是否超越了西医等西方科学和医术的分类范围，而不被认同为科学？著名学者清华大学吴桐教授认为，如果按照传统西方学术体系中没有此类学术分类，因而中医这种道器合一的学问确实被排除在科学之外；但是，按照今天现代学术传统中，也开始出现了道器合一的取向，也存在道器合一的学科，并且被认同为科学。比如，民族植物学，19世纪末发端于美国，其当代的发展演化日益成为一种合自然科学与社会科学、合科学与人文的学科。另外，今天的科学哲学，比如科学实践哲学坚持阐释也同样存在于自然科学领域。换句话说，原来似乎只适用于文学、历史和其他人文学科的解释学及其意义，今天也被证明在自然科学领域存在。这就消解了科学与人文所谓的严格界限。对于中医而言，这种道器合一的属性也就不再是它受到批评的理由了（吴彤等，2010）。

（二）地方性知识与中医实践及其理论活动的建构

当我们谈及"地方性知识"时，并"不是指任何特定的、具有地方性特征的知识，而是一种新型的知识观念"，"'地方性'（local）或者说'局域性'也不仅是在特定的地域意义上说的，它还涉及在知识的生成与辩护中所形成的特定的情境（context），包括由特定的历史条件所形成的文化与亚文化群体的价值观，由特定的利益关系所决定的立场和视域等。'地方性知识'的意思是，正是由于知识总是在特定的情境中生成并得到辩护的，因此我们对知识的考察与其关注普遍的原则，不如着眼于如何形成知识的具体的情境条件"。① 因此，约瑟夫·劳斯认为从根本上说科学知识是地方性知识，它体现在实践中，而且这些实践不能为了运用而被彻底抽象为理论或独立于情境的规则。正是在这种意义上，我们看到作为一种地方性知识，中医和其他的传统知识一样正在逐渐受到宽容的对待。

当然，受到宽容对待，并不等于中医知识及其实践就是与西方科学一样等同性质的科学，我们无意这样认识中医实践。中医应该受到宽容对待，但这只是表明，我们应该以非西方的标准和视野重新讨论这种地方性知识在中国古代情境下的实际作为。

中医实践及其理论活动作为地方性知识，是肯定的。但这种肯定却是被误解的。误解首先来自中医实践仅仅是中国特色的看法。换言之，也许我们仅仅从它是中国特色来看待它为地方性知识，这是不够的。中医实践及其理论活动的地方性，意味着我们指称中医实践及其理论活动的地方性，要重新回到这种知识的生成、生存与辩护所形成的特定情境，要通过特定的历史条件所形成的文化与亚文化群体的价值观进行说明。因此，我们首先要问的问题是，中医实践与当时中国人的生存的关系如何？其次，中医实践与那个使其形成的自然观是什么关系？中医实践及其理论活动到底是具有科学性的地方性知识还是一种"巫术"，或者兼而有之？这些问题都是我们在地方性知识的名目下应该解决的问题。

---

① 盛晓明：《地方性知识的构造》，《哲学研究》2000 年第 12 期。

总而言之，从科学实践哲学看中医学，"中医学研究是一种实践性极强的实践认识活动，也是一种地方性知识体系；中医学正是由于自己的实践性强，被理论优位的传统认为这是其不够科学或不是科学的理由之一"。① 在西医传入中国之前，正是中医这种地方性知识帮助中华民族很好地处理了身体、人与环境之间的关系，应付了病患的危机。如果中医不是中国人与自然打交道的实践意义上有效的科学方式，中华民族在面临疾病的威胁时，是无法战胜疾病的危害的。中医学是中华民族医疗保健而生生不息的重要法宝之一，因此从科学实践哲学的视角看中医是当之无愧的科学。

三 地方性知识与中医

在研究科学实践哲学方面取得丰富成果的吴彤教授从科学实践哲学的研究视角对中医进行了研究。在《从地方性知识的视域看中医》一文中，吴教授首先肯定中医的医疗实践是有疗效的，"中国医学实践及其理论是使用一种与现代医学和现代生命科学完全不同的方式，来处理人体调控系统和生命过程的，并一直有效地指导着中医临床各科，尤其是针灸学的临床实践。由于中医学在临床实践中产生了巨大的诊治疾病和预防治疗作用，现在已经引起了国内外医学界的广泛关注"。同时吴教授进一步指出中医是一种地方性知识，"依此论断，我们所强调的中医学与西医学的地方性，旨在彰显无论中医学也好、西医学也好，其知识都是在一系列发展变化的具体历史条件或情境下产生的，都是地方性综合作用的结果"。而后，吴教授分析到地方性知识强调知识必须是根植于实践的，"地方性知识观是一种批判普遍性知识观的哲学观念和话语武器，它最有价值的特性也就在这里。首先因为它揭示出科学不是一系列既成的、被证明为真的命题的集合，而是一系列活动和实践过程的集合，实践是科学的首要特性（中医实践性极强的特性是人所公认的）。因此，知识必须根植于科学的研究实践中，而不是被完全抽象化于表象理论中"。由此我们也能够看出，科学实践哲学也是有实践依赖性的，它把知识从精确的表象转换

---

① 吴彤：《从科学实践哲学和复杂性科学的双视角看中医学研究》，《医学与哲学》2010 年第 12 期。

到对事物的成功操作和控制上来，对科学知识论研究转向了科学实践的研究，研究对象从"作为知识的科学"转向了"作为实践的科学"，人类"生活世界"取代传统表象主义、认知主义的科学哲学，成为科学哲学研究新的视域。

（一）地方性知识的概念

从地方性知识概念的来源上，有两个学者对此的贡献很大，一个是吉尔兹（Clifford Geertz），另一个是劳斯（Joseph Rouse），前者是人类学家，后者是科学哲学家。因此，从两个学者的讨论看，就有两种地方性知识的概念。吉尔兹的地方性知识概念是人类学意义上的地方性知识。劳斯的地方性知识概念是科学哲学意义上的地方性知识概念。

1. 人类学地方性知识

在人类学理论的发展史上，普遍主义和历史特殊主义之间的方法之争贯穿始终。二者分别围绕着人类文化的"同"与"异"之两极而展开交锋，各不相让，在不同的历史周期里此起彼伏，各领风骚。普遍主义者认为人类学的宗旨是发现人类文化的共同结构或普遍规律，如进化论者给出文化演进的阶段模型。历史特殊主义者强调各种不同文化间的差异性特征，主张做具体细微的田野个案考察，相对轻视和避免宏大的理论建构。阐释人类学的代表人物吉尔兹则受韦伯社会学的影响，要将文化视为一张由人自己编织的"意义之网"，于是，文化的研究不是寻求规律的经验科学，而是一门寻求意义的阐释学科。

2. 科学实践哲学的地方性知识

科学实践哲学的开创者约瑟夫·劳斯明确表示，地方性知识概念虽然受到人类学的影响，但是更多地吸收了科学历史主义、新经验主义以及存在论的主张，从而把知识的普遍性完全放置到"地方性"的基础之上，并试图以"地方性"彻底解构科学知识的普遍性。清华大学吴彤教授认为，科学实践哲学就是要确立以下基本观点：根本不存在普遍性知识，一切知识都是地方性知识，科学知识在本性上是地方性的。这是因为"一切科学家的实践活动都是局部的、情境化的，是在特定的实验室内或者特定的探究场合的，从任何特定场合和具体情境中获得的知识都是局部的、地方性的，走向所谓的普遍性是科学家转译的结果"。①

（二）中医的"地方性"特征

从地方性知识的视域看中医药，其"地方性"特征是显而易见的。在交通和交流极不发达的古代，中医药作为地域文明的一部分，其产生与发展大多局限于相对封闭的中华民族栖居地。人们在"治病疗伤"的实践中通过对相关经验性知识的积累、总结与升华而形成民族医药知识，其中包含着他们对自身身体和周围自然环境的认识，也负荷着其文化信仰和风俗习惯。从人类学和知识论的角度对民族医药的发展过程进行考察，有助于深刻认识其本质。

古代早期的中医药知识大致来源于三个方面：一是对自然界中动植物资源和矿物资源的感性认识。比如在中国古代神话中有神农尝百草的传说，这反映了古代原始医药产生的一种途径。《淮南子·修务训》中记载："神农乃始教民播种五谷，相土地宜燥湿肥高下，尝百草之滋味，水泉之甘苦，令民之所避就，一日而遇七十毒。"这实际上概括说明了当时人们发现药物的历程：人类通过无数次的品尝体验才逐步了解了各种植物的特性，而人体对各种不同食物的反应使人类有可能归纳总结出消除各种病症的原始医药知识。二是日常生产、生活中的偶然发现。比如早在我国明朝时期，常州天宁寺就生产一种"陈芥菜卤"，其制造过程是先把芥菜放进大缸中，再通过日晒夜露使芥菜霉变，待霉变不断加重直至长出三四寸长的绿色霉毛来再将缸密闭埋入土中，数年后再次打开缸后，缸中的芥菜已经化为液体，长长的霉毛也不见了，此时方可取用治病，这就是人类早期的"青霉素"的应用，比亚历山大·弗莱明发现青霉素早了约 500 年。三是对人与自然关系的比附性认识。在长期的生存实践中，古人某种程度上掌握了自然界运行变化的客观规律，并且对于人与自然之间的相依关系有了朴素的认识，这样，早期人类常常把对自然生态系统的认识用于理解自身上，这就是民族医药理论中"取类比象"思维的开端。

---

① 吴彤：《两种"地方性知识"——兼评吉尔兹和劳斯的观点》，《自然辩证法研究》2007 年第 11 期。

在我国的医学经典《黄帝内经》中，"天人合一"的理论模型就是这种比附性认识的集中体现。在《黄帝内经》中有黄帝与伯高的这样一段对话："黄帝问于伯高曰：愿闻人之肢节，以应天地奈何？伯高答曰：天圆地方，人头圆足方以应之。天有日月，人有两目；地有九州，人有九窍，天有风雨，人有喜怒；天有雷电，人有声音；天有四时，人有四肢；天有五音，人有五藏；天有六律，人有六腑；天有冬夏，人有寒热；天有十日，人有手十指……此人与天地相应者也。"（《黄帝内经灵枢·邪客第七十一》）这种比附性认识的背后实际上有着古人对天人相通、天人相依、天人相参的更深层认识，其最高境界则是"天人合一"，这必然导致古人以自然界生息变易、生克制化的普遍规律去指导治病救人的医疗实践，中医中的"阴阳学说"、"经络学说"、"藏象学说"都是这方面的代表性理论。上述三种中医药知识的获取途径具有明显的直观性、经验性、猜测性、偶然性特征，难以脱离"当时"、"当地"的时空局限，也必然呈现地方性特征。

中医药知识的地方性特征不仅表现在其自然属性方面，更表现在其社会属性方面。中医用自己的语言进行表达，用自己的哲学进行思维，用自己的信仰进行引导，因此中医内含着中华民族的"文化语法"，负荷着中华民族的"文化逻辑"，表达了"文化持有者的内部眼界"。在语言表述方面，中医的"气"、"心"、"穴"等概念并不能用其他民族语言完全对等地翻译出来，而像汉语中的"酸"、"麻"、"胀"等词甚至无法用英语译出。在哲学方面，中华民族的生命观、自然观指导着自己的医疗实践，如中医中的阴阳对立统一理论、五行生克制化理论，蒙医的三根学说，维医的四大物质学说，朝医的四象医学阴阳论，傣医的四塔学说，等等，都是哲学对医学的理论观照。由于上述各种学说的着眼点不同，不同民族的医疗实践也就有所不同，比如在诊断中，中医辨"证"，朝医辨"象"，傣医辨"塔"；同是灸疗法，蒙医的灸疗法分为深灸、烧灸、烤灸、微灸，在灸法与穴位上均与中医有所不同。由此可见，自然知识的产生总是依托在一定的人文环境中进行的，看似纯自然科学的知识实则具有强烈的人文色彩，中医药的地方性特征典型地体现出知识产生过程中自然因素与社会因素相互渗透的真实状况。

（三）地方性知识、非地方性知识与地方性的非地方性知识

"地方性知识"是由文化人类学家吉尔兹（Clifford Geertz, 1926—2006）提出并被广泛使用的一个概念①，早先局限于人类学，现在科学史、科学政治学、科学社会学、科学传播学也关注它。简单地说，形容词"local"相当于"native"、"indigenous"、"traditional"等，它至少包括三个层次：国家的（如某国的）；民族的（如某个少数民族的）；家乡的（如俺们家门口的，老土的）。"地方性知识"对应的英文是"local knowledge"，也称"本土知识"（indigenous knowledge）等。而后，这一概念又被科学实践哲学的提倡者劳斯提出，他进一步将其运用于对所有知识的本性阐释上，使得所有的人类知识都具有了地方性知识的特性。②

地方性知识是相对于非地方性知识——普遍性知识——而言的。什么是普遍性的知识呢？近代西方文明在最近几百年中席卷全球，影响可谓巨大，这种文明背后有许多知识支撑，其中最重要的一类知识支撑是大量采用数学方法的近代西方科学和技术，如牛顿力学、麦克斯韦方程组、分子生物学、大爆炸宇宙学、火箭推进技术、植物转基因技术等。我们在中学、大学中所学的数理化天地生等学科，几乎都是这类"很牛"的普遍性的西方科学知识。西方科技被认为是普遍有效的，或者夸张点说是"放之四海而皆准"的，当然现在看来，这样讲的确有些夸大。

地方性与非地方性的划分是人为的、相对的。今天我们可以坦然地说，一切知识本质上都是地方性知识，不存在绝对的普遍有效的知识。牛顿力学也不是无条件成立的，它也有其适用的时空范围。当然，任何地方性知识当中也都包括了一定的普遍性。总之，地方性知识的称谓在反省的层面获得了新意，至少它不完全代表不重要的知识。

根据科学实践哲学的观点，中西医都是地方性知识，而今天西医能够成为一种地方性的非地方性知识，具有普遍性，实现了全球化，

---

① 吉尔兹：《地方性知识》，王海龙、张家瑄译，中央编译出版社 2004 年版。

② Joseph Rouse, *Knowledge and Power: Toward a Political Philosophy of Science*, Ithaca and London: Cornell University Press, 1987.

那么中医在逻辑上同样有可能成为一种地方性的非地方性知识，也得到世界的普遍认同是完全有可能的。

（四）地方性知识的"空间定域性"与"时间定域性"

根据地方性知识的理解，地方性知识很明显地具有"空间定域性"和"时间定域性"，就前者而言，地方性知识产生于某一特定的国家、民族或者地区，通过一个标准化的过程可以适用于其他的地域或者其他的民族，从而可以成为一种普遍性的非地方性知识。可以说地方性知识有较多的历空性，换一种说法，我们可以这样理解地方性知识（local knowledge）绝不是当地性知识（district knowledge），地方性知识是可以打破地域的局限，在其他的地域空间同样地发挥作用；但是地方性知识较少涉及历时性，是非历史的知识，使得这一知识缺乏超越性，所以，我们不难理解为什么历经了近千年的发展，中医的基本理论和实践没有多少实质性的飞跃，但是，这一理论可以跨越不同地域为其他国家、民族所分享。

从中医起源的地域性与文化性的特点来看，可以说，中医是一种典型的地方性知识。现在的问题是，按照传统的观点，知识的基本特征是它的普遍性，从这个角度来说，地方性知识则缺少这种规定性，至少这种普遍性是局域性的，那么这种知识如何能存在？这正是问题的关键所在。通过对于地方性知识的分析，可以看出地方性知识也有转化为非地方性知识的合理性。

（五）地方性中医的普遍性

这一部分要借助地方性知识的观点的辨析来讨论中医的未来发展问题，不可避免要联系到吴彤教授关于中医的地方性知识观，"地方性知识观是一种批判普遍性知识观的哲学观念和话语武器，它最有价值的特性也就在这里"，"经历地方性知识观的视域转换，人类认识活动的目的也不再是获得具有永恒意义的普遍真理，因为根本就不存在这种普遍真理或普遍知识"。① 笔者认为，从地方性知识观得出普遍性知识不存在的结论是存有商榷之处的。地方性知识一定不是普遍

---

① 吴彤、张姝艳：《从地方性知识的视域看中医学》，《中国中医基础医学杂志》2008 年第 14 期。

性知识吗？或者地方性知识和普遍性知识之间是不相容的关系吗？这样的论证是存在问题的。

对于地方性知识的概念的语义解释的明晰性方面有待厘清。"Local knowledge"是否等同于"district knowledge"，从而必然不能是"universal knowledge"或者"global knowledge"呢？既然西医可以超越欧洲地域的限制走向世界，那么中医就必然只能囿于中国地界，而不会走出国门，走向世界吗？笔者认为，地方性知识不等于当地性知识，而且它可以是普遍性知识，可以走向世界。尽管说中医当下不是世界性医学，但我们不能否定它成为普遍性医学的可能性和必然性。如下是吴彤教授结合劳斯的理论给地方性知识所作的界定概念："所谓'地方性知识'，不是指任何特定的、具有地方特征的知识，而是一种新型的知识观念。'地方性'（local）或者说'局域性'不仅是在特定的地域意义上说的，它还涉及在知识的生成与辩护中所形成的特定情境（context），包括由特定的历史条件所形成的文化与亚文化群体的价值观，由特定的利益关系所决定的立场和视域等。因此，生活在不同环境中、带有不同情境和文化的人们，必然会用不同的方式来认识、传达和解释他所处的世界。"① 从这个界定里，我们可以看出地方性知识是一定民族在其地域内，受其历史条件和文化影响而形成的带有地区民族特色的局域性的知识。但是，这类有民族特色的地方性知识，就不能有普遍性吗？我们知道人类很多的知识文化都是兼容了民族性和世界性的。所以，地方性科学（local science）绝不是当地性科学（district science），地方性科学既要有民族性、地方性，也要有普遍性。美国佛罗里达大学哲学系刘闯教授，也对于"地方性知识"和"普遍性知识"的概念作出过甄别。并认为在一定条件下地方性知识会转化为普遍性知识，"知识，特别是科学知识，都是有条件地为真的。无条件为真的知识不是没有，但那种知识都是极其抽象的，其真伪与自然无关。以上所争执的，不是某种知识之为真是否是有条件的，而是该条件是否为我们了解无遗，或是否能为我们在

---

① 吴彤、张姝艳：《从地方性知识的视域看中医学》，《中国中医基础医学杂志》2008 年第 14 期。

时空中不同的地方所复制。如果该条件不能为我们所复制，那么在该条件下为真的知识即为'地方性'知识；反之，如果该条件能为我们所复制，那么该条件下为真的知识就是'普遍性'知识"。[①] 因此，"可以说，不仅中医学是地方性知识的产物，西医学同样也是地方性知识的产物"。[②]

从以上分析我们可以看出对于中医这一产生于中国的地方性的医学知识，绝不可能仅仅成为一种中国的地方性知识，而是完全有可能成为一种普遍性的知识、全球性知识，从而走向世界。

本章小结

从实践角度看，物理学等科学是有其明显的局限性的。追求严谨明晰与普适的代价是把世界简化，以至于只能先十分有效地解决一些简单的系统。而医学无论是西医还是中医，它在科学实践活动中的实效性要比理论优势的物理科学更有优点。在这里，物理科学的成就永远只能作为辅助手段在医学中使用。

然而，在医学实践中，西医比中医有着明显的优势。这种优势不是来自原子本体与阴阳五行本体论优劣的直接比较，而是来自实验与数学方法跟"望、闻、嗅"方法的比较，"望、闻、嗅"西医中也同样有，但西医的实验与数学方法中医是没有的，只是因为西医中有实验与数学方法所以"望、闻、嗅"等方法在西医方法中的地位就没那么高。表面上看，西医以数学与实验方法追求医学知识普适性，而中医的辨证施治强调个体性。其实这也是一种误解，西医也是辨证施治的甚至更加辨证施治的，西医借助于数学与实验方法将证辨得更加细致明晰，而使施治具有更强的针对性，所以从医学方法这个层面上讲，中医在医疗实践中已经基本上没有什么优势了。

---

① 刘闯：《实验科学传统是环境问题的根源吗》，《科学文化评论》2008 年第 5 卷第 1 期。

② 吴彤、张姝艳：《从地方性知识的视域看中医学》，《中国中医基础医学杂志》2008 年第 14 期。

不过，西医从其历史发展看，与近代科学的发展类似，是从最简单（例如，物理科学从直线运动开始）的模型研究开始的。近代医学开始也把人看作一个机器或一个可解剖系统，带有机械唯物主义的特点，并在其实践中逐步发展出原子的、有机的医疗观，直到今天才开始进行身心一体的研究；而中医在历史上就有整体的、有机的、身心一体的自然观和人体观。所以说，在经验积累层次的中医科学实践中，目前中医具有一定优势，但今后这种优势将会越来越不明显，而最终会被未来医学所超越。

如果说经典科学哲学分析中医的主要问题是它过于注重理论依赖性，而忽视了中医的实践有效性以及文化上的优势性，那么非经典科学哲学对中医的分析的缺点同样明显，即它片面强调了中医的实践依赖性。在医疗的实践活动方面，中西医是各有优势的，所以从非经典科学哲学对于中医的分析视角，我们还是不能令人信服地解决中医科学性的争论问题。

总之，不管是经典科学哲学，还是非经典科学哲学，它们对于中医的研究是有共性的。它们代表着我们在知识论上形而上学的争论在中医知识理论上的表现。对于知识的合理性辩护方面，他们各执一端，经典科学哲学支持理论优位的本质主义表征主义的立场，信奉科学主义的真理的一元论；而非经典科学哲学主张实践优位的操作主义的观念，提倡文化多元论的视角，给各种理论知识以合法的地方性知识地位。但是对于中医，它是一个中医理论、中医实践和中医文化三者并重的整体，所以任何企图从三者中的某一个方面去给中医科学性定论的研究方式都可能存在不足之处，不足以给中医的科学性作出判决性的结论。所以，它们都没有解决中医未来发展定位的实际问题，那么中医的未来应该是怎样的呢？由地方性知识的观念出发结合中医的文化特性，可以为中医的未来做一个合理的分析。

第五章　科学文化哲学视野下的
　　　　　中医文化优势

　　巴伯在其名著《科学与社会秩序》的导言中指出，"我们需要一种对科学的系统理解，我们需要一种把科学本质的这种多样性与其内在的整合性和统一性联系起来的方法，科学并不是要素与活动的杂乱无章的组合，而是一个具有凝聚性的结构，其各部分在功能上有互相存在的关系。简言之，我们需要对科学本身有一个更科学的理解。获得这种对科学的系统理解的一种方式，一种显而易见的但有点被忽视的方式，就是首先从根本上把科学看作是一种社会活动，看作是发生在人类社会中的一系列行为"。[①] 对科学本身或科学本质的认识正在越来越深化。科学真是一个万花筒，人们从不同的角度去透视科学，就会有不同的定义和诠释。同样，从不同视角去透视中医，也会有不同的诠释。例如，在第三章和第四章，我们分别从科学的理论本性、实践本性的角度分析了中医的理论依赖性和实践依赖性。在此，我们从科学文化哲学视角阐述医学是受到文化的影响，具有文化依赖性，医学理论和医学实践都受到文化模式的影响。西医受到西方文化的影响，中医受中国传统文化的影响，文化的差异导致中西医在理、法、方、药上的差异。

　　"科学的成长是一个文化过程"[②]，这是科学发展史的结论。中医学的演进和中国古代传统文化的发展之间具有同步演进的规律。中医学是在中华文化背景下孕育、成长和发展起来的，共同的文化母体决定了医、儒、道、释等血缘关系。所以中医在哲学体系、思维模式、

---

　　① 巴伯：《科学与社会秩序》，顾昕等译，生活·读书·新知三联书店1991年版，第6页。

　　② 怀特：《文化科学》，浙江人民出版社1988年版，第383页。

表达方式、价值观念等方面始终与中华文化一脉相承。首先，中华文化是中医学的思想基础，中医学在理论和实践的各个方面，均大量吸收和借鉴了中华文化的内涵和内容，并渗透到藏象、治则、理法方药、临床各科疾病等各个领域；其次，中医学是中华文化的重要组成部分，而且在中华文化中占有极其重要的地位，并对中国传统的各个方面产生了重要影响。中医学与中华其他文化之间相互渗透、相互融合，大大丰富和发展了中华文化的内容和内涵，这是中医学文化特征形成的基础。也正因为这点，我们要研究中医学理论的本性，必须从中华文化着手，离开了中华文化，中医学术将成为无源之水、无本之木。当前关于中医的种种争论，关键问题不在于技术、政策、资金上，而在于对中医的理论、实践和文化三位一体的本性缺乏一个正确的认识。孤立地将中医本性定位于理论本性，或者是实践本性。将中医理论、实践和文化结合起来是揭示中医本性，摆脱目前的困境，走上现代化发展道路的必由之路。

中医药之所以历经数千年而仍不衰，时至今日人类社会和现代化科学技术已进入高度文明发达的时代，中医药还在人类的医疗保健事业上发挥不可替代的作用，这是由其自身理论的科学性和特色优势所决定的。伴随着疾病谱的变化、人口老龄化社会的到来和人们健康观念的转变，中医药的特色和优势越来越被世界各国学术界以及医药产业界高度重视。揭示和认识这些优势和特色，研究和发展它的社会效益和经济价值，在实践中发挥这些优越性，对于中医药在当今世界的医疗保健及健康产业的发展尤为重要。

第一节　科学哲学的文化转向与
科学文化哲学

当代哲学发展的一个重要趋势和热点领域就是文化哲学，科学哲学向文化哲学的转向，为我们提出了一个崭新的课题——科学文化哲学研究。"科学文化哲学是对科学论（或科学哲学）进行哲学反思的产物，或者说是从文化哲学的视角对科学进行理论化系统化反思的结果。"① "科学文化哲学是一种新型的科学哲学。从科学哲学到科学文化哲学的转变，是根本性的范式转变。这种范式转变包括四个方面的含义：从知识论到文化论。科学文化哲学将彻底突破传统的科学哲学的知识论的框架，转向对科学做文化论的研究；从'小哲学'到'大哲学'。科学文化哲学将不再局限于就科学而研究科学，而主张不仅要在整个人类文化的背景中来考察科学，而且更要从人（创造者）和人性的高度来研究科学；让学院哲学面向社会现实。科学文化哲学将不再满足于自我封闭的学院哲学的逻辑体系，而强调面向社会现实，以新的科学观、文化观及其教育观引领科学、文化及其教育事业，从而推动社会的全面进步；使科学哲学中国化。科学文化哲学将不再沿袭西方科学哲学的老路，而倡导在借鉴和吸取西方经验和教训的基础上，致力于走中国自己的科学哲学道路。科学文化哲学的开辟，不仅是使科学哲学中国化的一个契机，而且更是中国哲学走向世界的一个契机。"②

一　科学哲学的文化转向

所谓科学哲学之"转向"，就是改变了原有科学哲学的主题和观念，实现了研究重点和研究方法的变换。"文化的转向"是经过逻辑经验主义及其遭遇的挑战和历史主义的发展实现的，也可以说是科学史、科学哲学和科学知识社会学研究共同汇成的一股洪流。③ 20世纪的科学哲学，历经了从逻辑经验主义、批判理性主义、历史主义，到科学实在论与反实在论、科学知识社会学的历史发展轨迹，当今科学哲学的发展又处在一个新的关节点，这就是从文化哲学的角度来反思和研究科学及技术。

在"索卡尔事件"以前，社会建构主义阵营中就不乏文化论者，但在"索卡尔事件"之后，转向文化已经成为蔚为大观的趋势，在这种趋势中，有塞蒂娜的《认识文化——科学如何制造知识》；有劳

① 洪晓楠：《科学文化哲学及其问题意识》，《求是学刊》2008年第35期。
② 孟建伟：《科学哲学的范式转变——科学文化哲学论纲》，《社会科学战线》2007年第1期。
③ 洪晓楠：《20世纪西方科学哲学的文化转向》，《求是学刊》1999年第6期。

斯的《理解科学实践——哲学事业的文化研究》等。早在 20 世纪 50 年代，英国人查尔斯·斯诺（C. P. Snow）就提出了"两种文化"问题，在这种背景下，现代哲学特别是当代科学哲学出现了所谓的"解释学转向"，强调了文化对科学的重要意义，但这种"解释学转向"在 20 世纪末遭遇了"索卡尔事件"引发了"科学大战"，正是在这种"科学大战"中，人们开始认真思考文化问题。

1956 年，英国人查尔斯·斯诺在《新政治家》杂志上发表了一篇引起后世争论长达半个世纪的文章《两种文化》。斯诺发明了"两种文化"这个词汇或概念；阐述了存在人文学者和科学家之间的文化割裂，即所谓的"斯诺命题"；启发了人们探索人文文化和科学文化之间的关系问题。传统的科学观把科学看作可检验的命题系统，主体的作用仅仅是观察者，一旦形成"观察命题"，主体的意义就"终究是没有意思的"（维特根斯坦）。但是在伽达默尔《真理与方法》一书中，它反对新康德主义以理解的客观性为目的的解释学模式。他从新海德格尔出发，认为理解活动与解释者的文化密切相关，在解释者和被解释者之间存在一个桥梁。解释学意味着解释，标志着对说明的安排和对解释的描述，解释是不能被简单地归结为观察的。社会实在是由人类意义的客观化行为所构成的，它是如此复杂以至于我们不能用观察来表示它。因此，为了达到对实在的深层研究，科学家必须解释。"解释学转向"引发了学界从历史和文化的角度研究科学技术的社会思潮。

"解释学转向"及其后现代主义的学术思想的风靡引起了正统科学观守护者的强烈不满。1994 年美国物理学家索卡尔的一篇论文以及另外两位科学家发表的著述《高级迷信：学院左派及其对科学的指责》引发了一场"科学大战"，引起了社会建构主义文化研究的自我反思，也成为社会建构主义进一步开展科学文化研究的契机。在社会建构主义的文化研究中，塞蒂娜的理解最具有代表性。在其看来，科学文化在本质上是一种认识文化，"这种文化是种安排和机制的混合物，这种混合物包括近似性、必要性和历史巧合，这种文化在一定领域内揭示了我们是如何获得知识的。知识文化是创造并确保为真的文化，通行全世界的知识基本原理依然是科学"。① 塞蒂娜关于科学文化的定义，集中地体现了社会建构主义的思想特点。她说："科学的迷人之处不在于知识的生产，而在于科学的认识机制——这种机制揭示了现代科学的内部结构，展示了经验研究的不同结构，与这种研究相关的特定仪器本体论的特定结构，以及这种经验研究的不同社会机制的特定结构。换言之，这种研究展现了认识文化的不统一。这种认识文化的不统一导致了科学的不统一。这种研究反对维也纳学派在50年前提出了一个假设，关于科学统一的特定证明。这个假设认为只存在一种知识，只有一种科学，因而也只有一种科学方法，这个假设已经遇到了挑战，因为自然科学的方法是不能应用到人文科学的，自然科学对具体历史境况中的角色意义的理解有不同的目的。"②

二　科学文化哲学的核心纲领

科学文化哲学作为一种新型的科学哲学，肩负起科学哲学更加全面而深刻的理解科学，从而引领科学进步的使命。科学文化哲学一方面是以作为文化的整个科学为研究对象，即"关于科学文化的哲学"，是人们对科学文化进行的系统化和理论化的哲学反思；另一方面是从文化哲学的视角来反思科学，借鉴文化哲学研究的视角、方法等来研究科学。

科学观及其价值观同文化观及其价值观有着紧密的关联。如果说，在科学领域占主导地位的是与文化相分离的科学观及其价值观的话，那么，在文化领域占主导地位的则是与科学相分离的文化观及其价值观。二者的共同点，往往都是只从知识论和工具论的角度来理解科学，从而导致科学与文化的分离。所不同的是，前者在强调和推崇科学及其知识理性和工具理性的同时，往往大大忽视或贬低了其他文化的意义和价值；而后者反过来在强调和推崇其他文化的意义和价值的同时，往往对科学及其知识理性和工具理性持批评或批判态度。因此，如果说，前者是导致科学与其他文化分离和对立的重要根源的话，那么，后者则更进一步加剧了科学与其他文化的分离和对立。在当代，包括现代西方人本主义、后现代主义和现代新儒家在内的具有

---

① Karin Knorr Cetina, *Epistemic Culture*: *How the Science Make Knowledge*, Harvard University Press, 1999, p. 1.

② Ibid. .

广泛影响的文化观往往都明显地带有这种狭隘性和偏颇性。这三种不同的文化观都从知识理性和工具理性的角度来理解科学，并从三个不同的角度对其展开猛烈的批判。一般说来，他们并不否认科学的知识和工具的意义和价值，但从根本上否认其文化和精神的意义和价值，并将科学的意义和价值同人文的意义和价值截然对立起来。三者之间有着很强的互补性，进而汇聚成一股强有力的拒斥科学的文化思潮，也就是狭隘的人文主义的文化思潮。

关于科学文化哲学的研究纲领，洪晓楠概括为三条基本原则：倡导科学和技术是人的事业；充分吸收借鉴各种哲学资源；提倡综合创新的方法。①

传统的科学哲学主张知识论，它关注的是知识而不是创造知识的人，这种知识论，也可称作波普尔所说的"没有认识主体的认识论"。② 人在知识论中不仅没有地位，甚至没有踪影。它的研究方法是对知识的逻辑重建，而不是考察和研究人在怎样的文化背景中创造这种知识的。逻辑经验主义试图为静态的科学知识找到一种逻辑结构，波普尔试图为科学知识的增长寻找一种逻辑模式，而历史主义科学哲学家则试图为科学知识的变化发展或进步找到一种逻辑模式。它看重的是关于科学知识或科学知识史的抽象的逻辑模式，而不是人创造科学知识的鲜活的文化过程。科学文化哲学作为文化哲学的最重要的组成部分，它以科学文化（以及对科学文化的研究成果）为研究对象，提倡一种新的科学技术观，即"科学和技术本质上是并且无可抗拒的是一项人的［因而也是社会的］事业"③，就此而言，科学文化哲学是属人的哲学，是关于科学文化的哲学。它主张科学与人文的对立统一，强调科学精神与人文精神的对立统一。由此它不断反思科学主义、人文主义的运动，从而揭示扬弃科学主义和人文主义的最终结果就是实现人的解放，实现"为人"的科学和"人的"科学的辩证统一。科学文化哲学将彻底突破知识论的框架，它所关注的不再

①　洪晓楠：《科学文化哲学的研究纲领》，《自然辩证法通讯》2012 年第 6 期。
②　梅森：《自然科学史》，周煦良等译，上海译文出版社 1980 年版，第 114 页。
③　希拉·贾撒诺夫等：《科学技术论手册》，盛晓明等译，北京理工大学出版社 2004 年版，第 4 页。

是单一的知识，更重要的是，它将聚焦于创造知识的人，关注人究竟如何能够和事实上是怎样创造知识的。因为在它那里，科学作为人类的一种文化活动，其中心是创造知识的人，而不是被人创造的知识。只有在人那里，才能找到所有知识之根。所以，真正意义上的科学哲学，也应当以人为中心或以人为本，而不是切断知识之根的抽象的知识论，或"没有认识主体的认识论"。

它的研究方法也不再是单一地对知识进行逻辑重建，更重要的是，它试图探寻知识背后的文化背景和文化根源，揭示知识产生和创造过程中和内含于知识中的人性。这里所说的文化背景和文化根源是全方位的，既包括理性的和逻辑的因素，又包括非理性的和非逻辑的因素。因为在它那里，科学作为整个人类文化的一部分，与其他文化有着深刻的关联；理性作为整个人性的一部分，也与其他方面的人性有着深刻的关联。所以，真正意义上的科学哲学，也应当从整个人类文化和整个人性的背景中来理解科学，而不是切断与其他文化和人性的联系，一味地对科学进行逻辑重建。它所看重的不再是关于科学知识或科学知识史的抽象的逻辑模式，而是人创造科学知识的鲜活的文化过程。因为在它那里，科学作为人类的一种文化活动，既具有历史性，又具有人文性。所以，真正意义上的科学哲学，应当真正将历史主义贯彻到底，充分揭示科学的人文性，特别是丰富的人性，而不是热衷于为科学预设各种各样的一劳永逸的逻辑模式，抹杀科学的人文本性，消解科学的人性。事实上，那种一劳永逸的逻辑模式往往只是强加给科学的预设。而理解人在什么样的文化背景中怎样创造科学知识的鲜活的文化过程，往往比僵硬的逻辑模式更能把握科学最深邃的东西，因而更具有启发力。

三　中医文化特性

（一）中医文化的内涵

自文化人类学的奠基人泰勒第一个在科学意义上为文化定义以来，文化已获得近200种定义①，但人们将文化作为与自然相对的概念来理解却是一致的。通常地说，文化就是人类一切创造性的精神成

---

① 王森洋、范明生：《东西方哲学比较研究》，上海教育出版社1994年版。

果（物质成果是人为的"第二自然"，归根结底是精神成果）。虽然生命现象及其规律是不以人的意志为转移的客观存在，但旨在揭示并运用它们的医学研究与实践却依赖具有主观能动性的人去完成，故医学研究与实践本质上是文化活动，人类的一切学科门类都属于文化。

关于中医文化，有两种含义：一是从广义"文化"角度看。中医作为一门探索人体生理、病理、防病治病规律的科学，具有自然科学性质，而科学又属于大文化范畴，因而中医本身就是"文化"。二是从狭义"文化"角度看。中医学理论体系形成的文化社会背景以及其所蕴含的人文价值和文化特征，就是中医学的文化内涵，即中医文化，它只涉及中医学有关人体生命和防病治病理论形成发展的规律，以及文化社会印记和背景，而不涉及中医学关于人体生命和防病治病的手段、技术和具体措施。我们所称的"中医文化"概念采用第二种含义。中医文化就是中国传统文化中涉及生命、疾病、健康等内容的文化体系。其中，有关生命、疾病、健康、卫生、生殖等的根本看法、价值观念、思维模式，以及以这些为思想基础形成的具体医学观念、诊疗心理、伦理道德等构成中医文化的核心层次；这些精神属性的内容总是以中医文化的中层，即概念术语、理论形式、表述方式、研究方法、诊疗行为、卫生习俗、医疗模式、医事制度、医教制度、政策法规等加以体现，并凝结为一定数量的物质成果，如医药书籍、医疗器具、卫生设备等，它们构成中医文化的外层。

以人类的精神来理解文化，中医文化各层次的具体内容都是彼此相关的有机整体，并且与中国传统文化各层次内容有着广泛的联系，共同表征文化深层的思想要素。据此，中医学典籍中的医药理论，历代积累的诊疗技术并非孤立的存在，它们是文化网络上无数节点中的一部分，只有从文化的广泛背景上作多角度的考察，才能对它们之所以会具有今天人们所看到的特征作出合理的理解、解释与价值评判，才可能帮助解决它们在引进西方自然科学过程中产生的种种问题。由此可大致体现出中医文化研究与中医现代化的相关性。

中医文化的特殊性，即指其对中国传统文化的依赖性，表现在中医学上就是中国传统文化为其预设了价值取向和发展趋势，限定了研究者的心态结构和研究方式。① 西方医学同样受到其自身母体的文化预设。

（二）中医与中国传统文化

上下五千年，中国五千年的传统文化承载着厚重的中医文明。从神农尝百草、伏羲制九针开始，逐渐形成了包括中医药经络文化、诊疗文化、本草文化、养生文化等在内的完整的中医药理论体系，使得中医药学成为世界上唯一拥有 5000 年连续历史的医学。因此，中医文化是中华文明的最突出代表。中医的最高境界是"致中和"："寒者热之，热者寒之。""致中和"，寒就要热，热就要寒，结就要散，微者逆之，甚者从之，顺其自然。"上之下之，摩之浴之，薄之劫之，适事为故，恰到好处"就行了。"以平为期，以和为重"，这就是它的一种最高境界。而在《中庸》一书中，至关重要的哲学命题是"致中和"这一思想。《中庸》曰："中也者，天下之大本也；和也者，天下之达道也。致中和，天地位焉，万物育焉。"说的是，"中和"是世界万物存在的理想状态，通过各种方法达到这一理想状态就是"致中和"。可以说，中医学所阐明的"阴阳和合"、"阴平阳秘"的生理机制正是儒家"致中和"思想的最佳体现。因此，中医文化是中国传统文化的重要代表。

"药王"孙思邈是汉代张仲景后至唐代成就最高的一位名医。在他的著作《备急千金要方》、《千金翼方》中，有较浓的道教及佛教思想。而他所处的隋唐时期，朝廷奉行儒、释、道并立、共宏的政策，因而他得以将三家理论有机结合，形成独具智慧的中医哲学观。因而，中医学与中国传统的儒、释、道三家相互融合、相辅相成，具有先天的文化优势。敬畏天地、顺应自然、强调伦理与秩序、关注人性、注重整体、主张和谐，是中国人一贯的情结。中医历经千年而其内在精神始终不曾有大的改变，原因也在于此。中医早已深深地烙下了中华民族精神的印记，蕴藏着中华民族的物质和精神瑰宝，成为中华民族的文化符号。

中医理论受中医哲学的影响巨大，这里从医学角度做一扼要

---

① 何裕民：《差异·困惑与选择——中西医学比较研究》，沈阳出版社 1990 年版。

介绍。

1. 道家

道家生死观对中医学的影响。以老、庄为代表的道家将"道"作为自己的自然观、社会观及哲学的中心，也是其学术思想的最高准则。先秦诸子都有关于生死的大量论述。春秋战国时期，儒家提出"死生有命，富贵在天"（《论语·颜回》），这种生死观带有一定唯心主义的成分，但《论语·先进》云："未能事人，焉能事鬼……未知生，焉知死？"则体现了唯物主义生死观。又如孔子云："志士仁人，无求生以害仁，有杀身以成仁。"（《论语·子路》）孟子云："舍身而取义。"（《孟子·告子上》）《易传》有"天地之大德曰生"（《周易·系辞上》），也认为生死与其他事物有始有终是一样，是自然变化之常理。可见，儒家生死观主要体现在社会属性上，强调在社会伦理中彰显其价值，而对生死观的自然属性论述不多。但医学是直接以生命为研究对象的，或者说研究的主体是生命，如此决定了道家以自然哲学为主的生命观建构了中医生死观之主体。

道家生死观对中医学的影响几乎体现在中医学的各个方面。从生命的本源而言，《黄帝内经》云："人以天地之气生，四时之法成。""人生于地，命悬于天，天地合气，命之曰人。"（《素问·保命全形论》）此"气"等概念明显受到道家思想影响，说明了生命来源于"道"、"气"。"气"不仅是生命的来源，而且是人体生存的本质。这些都说明了道家哲学的"道"本体论在中医生命来源中得到了具体运用和深入发挥。"道"、"气"成为中医生命观的重要概念。道家生命观对中医学的影响还体现在中医养生观中。养生，又称摄生、道生、养性、卫生、保生、寿世等。

道家对中医学思维方式的影响。道家将"道"的基本属性归纳为"虚静复本"、"自然无为"，表现在思维方式上，则有两个思维特征，即虚静大通和因循时势的思维特征。虚静大通思维指在观察分析事物和研究处理问题时，注重通过"虚"心、"静"神的体征方法，恢复到事物最初始状态或清净本真的状态，达到合同大道目的的思维方法。道家虚静大通思维方式对中医学的藏象、脉象、诊断、养生，乃至运气学说等都产生了深远影响。中医学十分重视因循时势的思维方法，早在《黄帝内经》就有论述，而后历代有所发挥。《灵枢·顺气一日分为四时》云："顺天之时，而病可与期，顺者为工，逆者为粗。"中医学因循时势的思维特征其总纲是三因制宜。

2. 儒家

儒家对中医生命观（正邪）的影响。"正邪"是儒家为主的中国哲学的一对重要范畴。这一对范畴常用于一组关联事物、现象的关系判断中，具有相对性、统一性；根据涉及关联事物、现象之不同，还具有多样性和层次性。中医正邪观其实是中国哲学正邪观在医学上的具体运用，并作为一种方法论，中国哲学正邪观直接影响了中医学正邪的含义，如《黄帝内经》云："正气存内，邪不可干。"（《素问遗篇·刺法论》）可谓将中医学正邪之含义一言以蔽之。即是说"正"指人体的抗病康复能力；"邪"则是危害人体生命的一切因素。不仅如此，中医学在诊断、治疗、养生，以及阐述病机时都是用正邪观作为主要医学哲学。

儒家伦理思想对中医医德也产生了重要影响。从道德本源问题上，儒家相信存在普遍的、永恒的道德原则。这种思想倾向影响到中国古代对医德本源的看法。古代医生普遍认为，医学伦理的基本原则和规范是普遍的、绝对的，因为它们来源于"天理"、"良心"。他们常常引用"上天有好生之德"之类的命题来论证医德规范的绝对性。这种先验的医德起源观当然并非真理，但的确在促使医家树立坚定的道德信念方面具有积极作用。医德属于职业道德范畴。职业道德观所需要回答的基本问题之一就是职业群体和社会的关系问题。古代医生对这一问题的回答深受儒家伦理观的影响，主张济世为怀，提倡积极入世、自觉承担社会责任的精神，其典型表述为"上医医国论"。中医强调"医以德为先"的观念也是儒家道德至上论思想在医学领域的反映。在医学活动中重德轻利，即以救济病苦为第一原则。

当然儒家伦理思想一方面充实了中医学的人文内涵，尤其对医德建树影响深远；但从另一方面看，也对中医产生了一定的消极影响，桎梏了中医学的某些发展。中医解剖学之所以没有得到很好的发展，可能与儒家伦理思想关系比较大。《孝经》说，身体发肤，受之父母，不敢毁伤。《孝经注疏》在这句话后面又注了一句，父母全而生之，应当全面归上。上纲上线到如此高度，即是说哪怕是一根头发，也都不再只属于自己。加之"孝"的根深蒂固，使得把自己的身体供医学研究之用，几乎是大逆不道之事。这样的思想长期居主导地位，可以想象解剖学很难发展起来。再如孙思邈所说："虽曰贱畜贵人，至于爱命，人畜一也……夫杀生求生，去生更远。"（《备急千金要方·大医精诚》）按照这种医德观，动物药不可用，动物实验不可做，甚至寄生虫、细菌、病毒也不能杀，因为杀死它们就是"杀生求生，去生更远"。这些都明显桎梏了中医学往实验方向的发展，而趋向于"唯理"的发展路子。

儒家对中医思维方式的影响表现为中庸调和以及直觉体悟两个方面。先秦儒家"中庸"之道，表现在思维方式上就是中庸调和，其基本特征是注重事物的平衡性、和谐性，行为的适度性、中正性，不偏执、不过激是其要点。《黄帝内经》说"阴平阳秘，精神乃至"，又谓"凡阴阳之要，阳密乃固。两者不和，若春无秋，若冬无夏，因而和之，是谓圣度"，此"阴平阳秘"可谓"中庸调和"的另外表达。中庸调和思维在中医学的生理、病理、治疗、养生上都有具体体现。现代免疫学、生态学、系统科学研究表明，与人有关的任何致病因子都不是孤立的，疾病的复杂性远远超出了原有的视野，所占比重越来越大的是各种"失调"性疾病。如此，如何协调各种关系，使之平衡，就非常接近中医哲学的中庸调和思维。中医学在"调和阴阳，以平为期"的治疗原则指导下，在几千年的医疗实践中取得了令人信服的疗效，留下了大量宝贵的医学财富。

中国古代思想家与侧重于逻辑分析的西方思想家不同，他们很少把客观对象分解为各自独立部分一一予以研究，也几乎没有在人的主体意识中抽象出"纯思"领域；相反，思维主体和对象客体是混沌不分的有机整体，这就决定了他们的思维方式只能是直觉性的，以"体认"和"意会"作为认识世界、认识自我的基本形式。直觉体悟的思维倾向在中医学思维方式上表现得尤为突出。如《后汉书·郭玉传》云："医之为言，意也。腠理至微，随气用巧，针石之间，毫芒即乖。神存于心手之际，可得解而不可得言也。"在这里，"医者，意也"，可以说是直觉体悟的思维特征总概括。

3. 释家

中医学蕴含着千百年融合而成的深刻的文化背景和文化因素，为广大民众所认可并信服。佛教虽然发源于古印度，但至魏晋之后，逐渐中国化，成为我国传统文化不可忽视的重要组成部分。据史料记载，西汉哀帝元寿元年即公元前 2 年，佛教开始传入中国，到三国两晋南北朝时期获得很大发展。唐朝最为兴盛，宋代以后渐趋式微。中医基础理论是中医学的核心部分，至佛教传入便与其结下不解之缘。两者在漫长的发展过程中，相互渗透，相互补充，为中华民族的健康与繁衍做出了不可磨灭的历史贡献。

佛经对中医辨证理论的影响。印度佛教中的医学认识，很早就影响了中国古代医学。印度佛教《维摩诘经》，其中有"四大说"，认为是一切疾病的根源。翻译过来的中国佛经《佛说佛医经》中说："人身中本有四病，一者地，二者水，三者火，四者风。风增气起，火增热起，水增寒起，土增力盛。本从四病，起四百四病。"南北朝陶弘景增补《肘后方》序云："人用四大成身，一大辄有一百一病。"并将《肘后方》改名为《补阙肘后百一方》，从书名变化上，也可以看到佛经的影响痕迹。唐《千金方》、王焘《外台秘要》，以及《金匮玉函经》、《医门法律》等著作中，都有"四大"的引文和论述。"四大"学说，对中医五行学说的丰富、补充作用，是显而易见的。

中国佛教医学中很多医术、经方、验方、偏方、急救措施均为中医理论所吸收。佛教医学要求行医者必须谙熟医药，通晓群籍，方可遣方用药。并且中国佛教医学按医术高低将医者作了分类，《佛说医喻经》曰："如世良医，知病识药，有其四种，如具足者，得名医王。何以为四？一者识其某病，应用其药；二者知病所起，随起用药；三者已生诸病，治令病出；四者断除病源，令不后生。"此种分类方法与中医上工、中工、下工相似。而且由此可知中国佛教医学与中医基础理论中"未病先防，已病防变"的治未病思想相通。有关卫生保健方面，主要有口腔卫生（《揩齿》）、导引和沐浴等方面。如《十诵律》中说："嚼杨枝有五利：一口不苦，二口不臭，三除风，四除热，五除痰饮。"强调食后嚼杨枝。并且佛教中关于素食、戒酒、品茗等丰富的卫生保健内容，也促进了中医基础理论中预防疾病、养生延年等治未病手段的发展。唐代孙思邈《千金要方》记载有"天竺国按摩"十八势，并说明这是"婆罗门法"，是一套活动身体的自我按摩术（东汉的华佗也有"五禽戏"的传说），宋代张君房《云笈七签》和明朝高濂的《遵生八笺》，都收载了此法，证实这一源于佛经的健身方法，受到历代医家的重视。

总之，历史悠久的世界四大宗教之一的佛教，由于其本身的丰富和渊深，传入中国后，对中国医学产生的影响是巨大的，尤其在隋唐以前，对中医学早期的理论和实践，其补充作用，是不容忽视的。

从以上分析中，我们可以看出中医文化深受"儒释道"的中国传统文化的影响。道家哲学构成了中医的认识论、方法论、生命观、本体观等基本问题；儒家哲学主要构建了中医体系以及解决了"话语"问题；释家哲学则是中医哲学的有力补充。

（三）文化人类学视角下中医

在西方学术界，对中医研究最感兴趣的学科之一是文化人类学。文化人类学家长期以来注重研究传统医学的理论体系、医疗实践，以及患病经历。一般科学研究不承认传统医学的科学性，要么全盘否定，要么部分截取。文化人类学认为这是用现代科学的标准来衡量研究对象，而没有注重该对象自身的概念与理论。在此思想指导下，文化人类学使很多传统医学的概念和理论得到了世界人文科学家甚至西方医学界的重视。本书介绍了文化人类学的历史、思想和研究方法，一方面能给中医界提供一些该学科的基本知识，另一方面也希望为中医研究者提出新的研究思路。

1. 文化人类学的方法

文化人类学是人类学的主要组成部分之一，属于人文科学范畴。简单地说，文化人类学研究文化与各种人类活动的关系。追溯其历史，第一次世界大战以后，出现了"田野调查"这一新的研究方法，从此文化人类学逐渐发展成为一门独立的学科。田野调查强调在研究地居住多年，学习当地语言，参与和观察当地的日常生活，尽力从当地人的角度全面了解当地社会与文化。文化人类学也重视文献研究，但"参与观察"是田野调查的核心。

文化人类学属于阐释性研究，目的不是发现真理，而是分析文化现象。一般认为医学研究属于自然科学研究，与人文研究关系不大。现代医学尤其重视实验室研究，中医研究也有此倾向。这样的研究属于实证主义范围，目的是发现实际存在的真理。虽然二者表面看来不相关，但文化人类学家认为对自然界的认识必然通过语言的表达及其所处社会文化背景的折射。因此所谓的实证主义研究也有赖于阐释性工作。对中医来讲，二者的关系更为明确，因为中医历来就是既重视临床观察，又强调对经典著作的阐释发挥。

2. 医学文化人类学

医学文化人类学是文化人类学应用方面的一个分支。文化人类学归属于人类学（Anthropology）学科范畴，其主要研究人类思维与行为的各个方面。而医学文化人类学，它研究的是历史上和现实中人类的体质、结构、行为等与文化的关系及其演变过程，研究历史上和现实中的医学（包括疾病、治疗、卫生水平等）与文化的关系。①

20 世纪 70 年代末文化人类学界兴起了研究医学的热潮，发展出医学人类学这一分支。这种研究重视医疗体系的实践、患病经历、医学与社会的关系等。医学人类学对传统医学的研究取得了一定成就，但在中医研究方面做得还不够深入。主要由于中医学人类学研究需要同时掌握两门学科，具有相当的难度，有待将来更好的研究的出现。

医学人类学研究对中医来说较有意义的是对西医的批判，主要有三点：医患关系、患病经历、西医过高的权威性。这方面最有影响的是迈克尔·陶斯格（Michael Taussig）的研究，因为他同时还从认识论上对西医进行批判。他所著的《病人的物化与意识》（*Reification and the Consciousness of the Patient*）将论点建构在匈牙利马克思主义理论家乔治·卢卡奇（Georg Lukacs）的思想基础上。陶斯格认为，在西医诊疗实践中，患者被简单地"物化"为一个"病"。他的研究围绕着一位多发性肌炎病人的患病经历，这位病人因接受激素治疗而长期住院。她把疾病与她的个人史（非病史）、社会背景与宗教信仰都联系在一起，但是大夫认为这与疾病的"本质"无关。当她有一次因为身体不适而异常愤怒，大夫请来精神科医生会诊，诊为"器

---

① 杜治政：《关于医学文化人类学的研究》，《医学与哲学》1995 年第 1 期。

质性脑综合征",并对此进行相应的精神治疗。这个诊断显然是错误的,大夫没有全面考虑病人的实际情况。陶斯格认为这个病例能够说明西医认识论上的局限性,即对病名的"物化";诊断一经做出,病人即退到疾病之后,人为的病名概念变为真实存在,而病人的生活、情感、历史和经历则被略去了。陶斯格认为,正是由于"物化"这一过程,西医不可能全面认识"病患"。在这一点上,中医有明显的优势。虽然中医也不能顾及病人所有的方面,但中医强调的是"治人",不是"治病"。中医诊断灵活性强,相对性高,重视"天人相应",从而可以避免"物化"的局限性。

中医文化人类学可以说是医学文化人类学的一个分支。中医学一向是医文融合,把自然科学和人文科学融于医学一身,"医也者,顺天麻时,测气之偏,适人之情,体物之理"(吴瑭《温热条辨·解儿难》),"不谙天理,不可与言医;不解人情,不可与言医……明乎医,可以治国家"(邵登瀛《四时病机·之一》),由此可见,中医学无不体现着文化人类学的内涵。中医学植根于中国古代文化,具有非常鲜明的人文医学特征。根据中医文化人类学的研究指出,中医学是把人放在首位,根据宏观理论把人放在天地人群之间进行观察、诊断与治疗的。中医学受中华文化"天人合一"观的影响,把人放在时间、地域、人群、个体中,进行健康保健预防与治疗的观察研究。中医诊治疾病,不单单在追求"病"上,而是按"时、地、人"把大环境以至个体的整体进行辨证论治与预防。中国传统文化讲求"君子务本,本立而道生"[1],中医本质上是一门关于"人"的医学,"治病必求于本"是寻求人的健康,关注人的生命的医学。中医正是以其"治人"的理念和"治未病"的特色受到世界医学的普遍关注,而现代物理、化学、生物技术的高度发展,致使现代医学领域过分技术化和商业化,忽视了整体的"人"的存在,不能不说是现代医学的尴尬,也是医学发展的畸形状态。

(四)中医文化优势

什么是优势?《现代汉语词典》解释说:能压倒对方的有利形

---

① 朱熹集注:《论语》,上海古籍出版社 2007 年版,第 2 页。

势。可见中医之优势，乃指其他医学不能为之而中医能为之者；或其他医学也能为之，但中医为之更臻于上美者。前者可以称为绝对性优势，后者则称为相对性或者比较性优势。

1. 中医学的观念优势——治未病与养生、康复、保健的理论

中医认为疾病主要原因就是人体气血脏腑功能的失衡，中医的优势体现在未病养生的预防观念、辨"证"求"本"的诊断方法、发掘正气潜能、自稳自组自调节的治疗原则上。"上医医未病之病，中医医欲病之病，下医医已知之病"，在疾病的诊断过程中，防患于未然，是中医之卓越优势。世界卫生组织在关于《迎接21世纪的挑战》报告中指出："21世纪的医学，不应该继续以疾病为主要研究领域，应当以人类的健康作为医学的主要研究方向。"① 中医学的理论体系正是以追求人类健康为目的的健康智慧学，因此，中医学代表了疾病医学向健康医学发展的方向，在国内外受到越来越多人的关注。对于维护人体健康，西医是将治疗放在第一，预防放在第二，养生放在第三的；而中医恰恰相反，养生第一，预防第二，治疗第三。这就是人们所说的西医治"已病"，中医治"未病"。

《内经》提出"不治已病治未病"，告诫后来者要未病先防，强调防患于未然，不能"讳疾忌医"。又如《金匮要略》所言"夫治未病者，见肝之病，知肝传脾，当先实脾"，提出要把疾病消灭在萌芽状态。现今以预防为主的卫生制度，乃至多种疫苗的研制与注射，可以说是沿袭中医"治未病"的理论而来的。既然疾病已经发生，就要争取早日治疗，以减少疾病的发展与恶化。还有提倡讲卫生、适寒暑、慎起居、调饮食、节房事等，这些积极防"未病"发生的措施及主动治疗的思想方法，是中医的重要内容。

"见肝之病，知肝传脾，当先实脾，四季脾旺不受邪，即勿补之"，从中医的经典论著中可以充分表明中医首重养生保健，且中医的养生保健理论有广泛的群众基础，如"冬吃萝卜夏吃姜，不劳医生开药方"，"要想小孩安，三分饥和寒"，这些民谚医语，其实都说明了养生保健的中医的卓越优势。中医的养生方法很多，有运动养

---

① 参见李欣、吴军《中医药优势日渐凸现》，《中国医药导报》2006年第31期。

生、饮食养生、运气养生、音乐养生、书法养生。还有很多不可能尽述，如孙思邈倡导养生 13 法：发宜长梳，齿宜常叩，耳宜长鸣，腹宜常摩，等等。以上这些都蕴含着中医养生之智慧。值得注意的是，中医养生学绝不等于西医营养学，也绝非西医之预防。西医营养学主要讲究缺什么补什么，如补充维生素、补钙积习成风。但人体并不是说越补就越好，很多疾病都是不讲"平衡"只讲"进补"造成的，这个在临床上有大量案例。而中医养生讲究"阴平阳秘"之平衡，四气五味之和谐，所以贾谦先生有个比喻很形象：中医养生保健就像消防办公室，工作人员四处检查一遍，看似没什么功劳。西医就像消防员，哪里失火哪里忙，个个烧得鼻青脸肿，功劳看似很大。可是如果平时重视养生保健，何苦非要进医院的急救室？中医养生保健也绝非西医之预防。所谓预防，主要讲的是隔离，讲的是消灭致病微生物，讲的是不接触致病源。而中医之养生保健首先是调整人之身心状态，这可以解决西医毫无办法的"亚健康"问题。[①]

在医学观上，西医主要采用生物医学模式，并向生物—心理—社会医学模式转变，而中医从一开始就是一种综合性的、大生态、大生命的医学模式。虽然中西医学都将人的健康当作自己的目的，但如何才能获得健康，却有不同的思维，中医是和合性思维，认为人体功能的动态平衡态、稳态、和合态就是健康，因而治病的根本原则就在于"法于阴阳，和于术数"，亦即采用调节、调和为主的治疗方法，将失衡的状态调节到动态平衡态、阴阳和谐态；西医则主要是对抗性思维，即通过对抗性治疗，消灭致病因素，从而达到健康状态。

2. 中医自然疗法

中医治疗学的特点优势在于其提倡"自然疗法"。如中医不仅用药，还有各种非药物疗法：砭、针、灸、导引按跷、拔罐、刮痧、按摩、点穴等。这些自然疗法人人可以学会，而且可以应对各种疾病。今天许多人一提中医就是中药，似乎中医就是用药治病。各种自然疗法可以养生，也可以对各种疾病进行治疗，尤其是，群众也可以在医生的指导下用自然疗法自我治疗和保健。自然疗法在少花钱甚至不花

---

① 程雅君：《中医哲学史》（第一卷），巴蜀书社 2009 年版，第 876 页。

钱的情况下，可以满足群众对常见病、多发病的治疗需要和日常强身健体的需要。即使对重大疾病，自然疗法也有很好的疗效，如在SARS 肆虐期间，广州中医药大学一附院邓中光教授就用针刺疗法治疗数例发热患者，很快痊愈，避免患者被送进 SARS 病房。又如，在艾滋病的治疗中，河南中医学院周立华教授患者自己用艾卷灸三个穴位治疗腹泻和头痛，解除了上千艾滋病人的痛苦，受到患者一致好评。

自然疗法和用药一样，也是调动人体的自康复能力。如果人体元气耗尽，没有了自康复能力，什么药也起不到作用。针灸能治疗疟疾，总不能一针下去，正好把疟原虫刺死了！也有权威回答说：针灸治不了疟疾，那些病人都是自愈的。此话对了一半：中医从未邀功，只是为患者提供一点帮助而已，靠的就是患者的自愈能力。

魏慧强教授提出新世纪医学模式：生物—心理—社会和被动（医生开展的治疗、保健与养生）与主动（医生指导下患者自身开展的治疗、保健与养生）相结合的医学模式。其中充分强调了中医非药物疗法的意义，特别是在医生指导下患者进行非药物疗法对于自身治疗、保健与养身的意义。这尤其适合老龄化社会。老龄人的花费占全部医疗费用的 80%，采用新世纪医学模式可以减少医疗费用，尤其可以提高老龄人们晚年生活质量。

自然疗法还决定了中医简便廉验的优势。与西医相比，中医的另一优势是简便廉验。"简"是指中医能化繁为简，只需望闻问切即可确定病情，辨证论治，所谓"大道至简"；"便"就是可以就地取材以及所施手法方便，所谓"天生万物，无一非药石"；"廉"是中医治疗费用少，往往是现代医学治疗费用的 1/10 甚至 1/100；"验"则是中医疗效好，几十年来中医治疗乙脑、流行性出血热、非典、艾滋病就是明证。

据世界卫生组织 2004 年《世界卫生报告》和官方汇率统计，2011 年占全球人口 21.0% 的中国消耗的卫生总费用占世界总额的2.1%，而占全球人口 11.4% 的西方七国集团消耗了世界卫生资源的77.0%。虽然中国人均卫生资源消耗量与发达国家有天壤之别，但我国人均寿命却与他们不相上下，一个基本原因是中医药在我国医疗卫生事业中发挥了重要作用。

总之，"自然疗法"是中医无可辩驳的一大优势，而且直接决定了中医药"简便廉验"的优势特色。

3. 中医临床优势

中医辨证论治方法的优势，从整体而论主要表现在无创伤性获取病理信息，司外揣内的功能观察，整体动态的诊察内容和简便、经济的诊察方法。中医治疗具有安全、有效、低毒等优势，其单味药及复方的药理作用具有多效性，同时存在多个有效成分或部位，而通过辨证论治原则组成的复方，其各个组成部分相互之间产生化学反应又具有新物质及新功能，使得复方形成比单味药更优越的整体调节功能，从而更有力地纠正机体的各种不平衡状态，为有效地治疗复杂疾病奠定了基础。中医非药物治疗使用器械或手法，发挥着整体功能综合调节和协助人体自然康复的作用，强调因人施用、辨证施用，注重医患双方的互动性和方法的实用性、有效性。

第二节　未来医学模式特点分析

众所周知，医学模式是人类对自身健康和疾病总体特征及其本质的高度哲学概括，是医学科学思想论与方法论的总纲，是指导人类医疗卫生实践活动的总纲。它产生于医疗卫生的实践活动，又指导着医疗卫生实践活动的进一步发展。它反映着人们对人类自身的生命、生理、病理、预防、治疗、保健、美容及养生等问题之基本观点。不同的医学模式反映出不同历史阶段医学发展的特征、水平、趋向和目标。

一　现代医学模式

20 世纪 70 年代末文化人类学界兴起了研究医学的热潮，发展出医学人类学这分支。医学人类学对临床医疗实践的批判主要基于三点：医患关系、患病经历、医学过高的权威性。[1] 迈克尔·陶斯格

---

① 冯珠娣、艾理克、赖立里：《文化人类学研究与中医》，《北京中医药大学学报》2001 年第 11 期。

（Michael Taussig）在他的著作《病人的物化与意识》中指出了临床医疗实践（包括过程和结果）的局限性：病人被简单地物化为一个"病"，疾病的临床诊断一旦做出，病人就退离到疾病之外，病名概念变成了真的存在，而病人的生活、情感、历史和经历通通被略去了，这种"物化"过程，不能全面地认识疾病，也不可能真正使病人得到康复。①

西方身心社会学的研究认为，现代医学及医疗实践是不完善的，不能解释和缓解慢性的、恼人的压力和焦虑的痛苦和症状，对药物的毒副作用和外科手术的强人所难以及医生和病人间不对称的权利关系表示了担忧。身心社会学家普遍认为在揭示疾病的生物学原因，以及在发展出有效的医疗方法来控制疾病等方面，现代医学研究和治疗实践已经取得并将保持成功。但是一直以来医学研究和医学实践都忽视了社会与环境因素在影响疾病和健康模式方面所起的重要作用，而把人的身心两方面割裂开来对待，忽视了作为治疗对象的病人的意见和感受。争论的主要领域集中在个人变量（如生活方式、行为、饮食和文化模式）与环境或结构因素（像收入分布和贫穷）在影响健康和疾病的相对重要性上。②

恩格尔认为应从生物、心理和社会等多方面综合考察并认识健康和疾病，为了了解疾病的决定因素，医学模式必须考虑到病人及其生活环境、生活态度和行为方式。恩格尔指出，为形成合理的卫生保健模式和达到对疾病的合理治疗，必须通过医生作用和卫生保健制度来对付疾病的破坏作用，即从多方面、多层次、多角度积极地治疗疾病，促进健康，提高病人的生活质量。③卡罗尔·瑞夫（Carol D. Ryff）如伯顿·辛格（Burton H. Singer）认为，应该采取生物、心理、社会综合的手段来治疗病人，包括从心理、社会因素的角度去查找个体病因，通过对心理、社会和生物因素的综合分析来考察发病过

① Michael Taussig, "Reification and the Consciousness of the Patient", *Social Science and Medicine*, No. 14, 1980, pp. 5–13.

② 安东尼·吉登斯（Anthony Giddens）：《社会学》（第4版），赵旭东、齐心、马戎等译，北京大学出版社2003年版，第136—138页。

③ Engel G. L. , "The Need for a New Medical Model: a Challenge for Biomedieine", *Science*, Vol. 196, No. 4286, 1977, p. 129.

程，实施心理社会模式疗法，以预防、治疗疾病，使人得到康复。同时为了大力推动身体和心理相关知识的继续发展，以及对有利于健康生物、心理、社会三因素的相互影响加以更透彻的了解，也需要加大对康复和预防措施的研究。①

三十多年来，学术界的理论研讨延续至今。而在实践中，从世界范围看，尤是在西方发达国家，如美国、英国、法国，其医疗卫生服务围绕现代医学模式进行诸多改革，病人的权利、地位及与医生的关系都得到了很大程度的改变，从心理、社会因素的角度查找个体病因，从生物、心理和社会三因素综合分析致病过程，实施心理社会模式的疗法，逐渐成为医学研究和临床医疗工作的出发点。

现代医学模式把人的身体、心理、行为、社会环境、自然环境作为一个相互作用的统一整体，在重视人的生物性与自然因素的同时，也重视从社会、心理因素方面去研究其对人体健康的影响及其规律，并运用它们预防和治疗疾病。而中医人文文化对医学模式的认识是"天人合一，形神合一"。这种人与自然的统一、形（身）与神（心）的统一，可以说具有现代医学模式的雏形。另外，对医学目的的认识，国际上有 14 国宣言号召审查"医学的目的"，敦促从治愈和高科技转移优先项目至照料重点在公共卫生和预防疾病。中医人文文化对医学目的的要求是"上工治未病"。《素问·四气调神大论》指出："是故圣人不治已病治未病，不治已乱治未乱，此之谓也。夫病已成而后药之，乱已成而后治之，譬犹渴而穿井，斗而铸锥，不亦晚乎。"在这里充分体现了预防为主的思想，对医学目的的认识是十分超前和非常科学的。还有对健康的认识，现代医学认为，健康已不仅是没有疾病和虚弱，而是在心理、社会上的完好状态。这种高层次的健康概念，在中医人文文化中体现得尤为明显。中医强调的是"虚邪贼风，避之有时，恬淡虚无，真气从之，精神内守，病安从来"的这样一种机体状态。在治疗上是注重正气的强弱，以达"正气存内，邪不可干"，使人们更好地去适应社会、适应心理变化，从而达

---

① Carol D. Ryff, Burton H. Singer, "Biopsyehosoeial Challenges of the New Millennium", *Psyehother Psyehos*, Vol. 69, No. 4, 2000, pp. 170 – 177.

到完好的健康状态。

生物—心理—社会医学模式涵盖了与人类疾病和健康有关的生物、心理、社会因素。从医学整体论出发，分析了上述因素对疾病和健康的综合作用，其核心突出强调了心理、社会因素的决定作用。而且它奠定了医学心理学、社会医学、医学社会学等学科迅速发展的理论基础。因此，恩格尔提出的生物—心理—社会医学模式亦是医学模式史发展的一个重要阶段。

二　未来医学模式与中医

现代医学模式在过去的二十多年里对医学的发展起过重大的推动作用，今后，生物—心理—社会医学模式仍是推动医学向前发展不容忽视的重要指导理论之一。

然而如果仔细推敲，现代医学模式之局限性、消极性及不足也日渐显露，甚至有阻碍医学临床疗效与医学研究的进一步提高和发展之嫌。因当前，无论是国内外还是中西医，也无论是"主流医学"、"非主流医学"还是"整合医学"，通常均是将患者视作被动接受治疗的对象。人们对疾病之治疗，往往是以药物、手术、理疗、心理咨询等外因的方法来调整失去生理或心理平衡的机体，这类外源性的缺什么补什么的办法，无疑会对病人有一定的治疗作用，但同时也产生或带来了一定的毒副作用，如过敏反应、耐药性、习惯性，某些药物如激素、抗生素、免疫制剂等还会有损于人之元气，有些药物能致使患者机体的生物功能紊乱，体内菌丛失调等。如有统计资料显示，"在美国每年大约有200万人由于用药不当而住院，其中有10万人死亡。而1999年仅在我国因药物不良反应而致死的人数就高达19万人之多；2001年我国用药不合理比例高达26%；2003年仅我国因药物不良反应占住院病人中比率约为20%；其中1/4是抗生素所致，不合理用药与药害，不仅严重影响患者的健康，而且造成重大的经济损失，我国每年由于滥用抗生素引起耐药菌感染一项造成的经济损失就高达百亿元以上；药源性与医源性疾病造成的死亡人数是全世界传染病造成的死亡人数的

10—15 倍；全世界死亡病例有 1/3 与用药不当有关"。①

医学模式是一个动态概念，而非一成不变的。它总是随着医学之发展而发展、转换，当一种医学模式对其涵盖的领域内发生之变化，对产生的新课题已无法作出合理解释与恰当的处理时，理所当然地应被、会被、该被一种更富有生命力的医学模式所替代。那么未来医学有什么特征呢？

魏慧强教授认为，"以人为本，是未来医学一切的出发点与终极目标——就只能是为了人类的健康、长寿、美形与美容而尽善尽美的服务"。② 魏教授认为所谓尽善尽美就是，在人未得病之前，未来医学则应为人们提供并教会他们掌握、实行科学积极和简、便、廉、效的预防方法；人若患病，医学则应为患者提供高效、速效、特效、长效、安全无（或尽量少）创痛甚至很舒服，无任何毒、副、致癌、致畸、致突变作用的最佳治疗方案，以期让患者尽快地康复到完全好的程度，并不（或不易）复发；应让患者在治疗康复的同时获得促进其新陈代谢，强化其心身功能，提高整体健康水平，兼得保健、养生和美容之收益，以利延年益寿。③ 魏教授指出，生物—心理—社会和主动（病人开展的自我保健和预防）与被动（医生开展的诊断和治疗）相结合的新世纪医学模式是对现代医学模式的反思、补充、升华和整合后的更为先进的科学的医学模式。④ 中医将是未来医学的重要组成部分。中医是中华民族的伟大发明。它博大精深、历史悠久、科学内蕴丰富、疗效卓著，尤其是中医在宏观医学、预防、养生与美容等领域之优势与特色，在辨证施治、整体观与天人合一等理论和实践方面的建树，都将是未来医学的重要组成部分。早在《黄帝内经》中就将中医分为针、灸、砭、药、导引、按跷几部分，其中针、灸、砭、药与按跷均属外源性医学，唯独导引是内源性医学。导引是在富有神秘色彩的古老的东方文化宝库里的一颗光芒四射、璀璨

① 魏慧强：《未来医学模式——新世纪医学模式的思考探索和应用》，《中国未来研究会 2009 年学术年会论文集》，第 229 页。

② 魏慧、王强：《未来医学的宗旨与 21 个亮点》，《未来与发展》2010 年第 5 期。

③ 同上。

④ 魏慧、王强：《未来医学模式——新世纪医学模式的思考和探索》，《未来与发展》2009 年第 10 期。

夺目的明珠。导引医学集特有的呼吸运动、肢体运动与自我穴位按摩于一身，它是促进身姿健壮，容貌美丽的、卓有成效的手段之一，也是未来医学精粹中一个科学、实用的组成部分。[①]

邓铁涛教授所著的《中医与未来医学》为我们描绘了未来医学的模式，对中医的未来发展具有重要的指导意义。邓铁涛教授高瞻远瞩地认为，中医学的优秀理论，代表着未来医学的发展方向。以人为本、仁心仁术是未来医学追求的最高境界。保健园将取代医院成为未来医学的发展方向，中医治未病的思想，将逐渐被人们所重视。西方医学的模式原来是生物模式。20世纪后期才发现不对，最后承认医学的模式应该是生物—心理—社会模式。这是一个进步，但笔者认为仍然不全面。虽然已重视了心理和社会对疾病的重要性，但还没有把人提高到最重要的地位。中医与西医有一个很大的区别就是西医着重治病，中医着重治病人。根据世界卫生组织调查数据显示，在人类健康长寿的影响因素中，现代医疗的作用仅占8%，即使是一流的医疗设备、条件和技术，对于人的健康贡献最多也只有8%的功效。其余的92%则来源于父母遗传（15%）、气候（7%）、社会（10%），更重要的是个人生活、心理状态（60%）的影响。[②] 中医对疾病的治疗就是在养生和预防思想的指导下，帮助维护和提升人体自身的抗病能力，调动人体自我康复能力的过程。中医给予我们的是一种健康的生活方式。

三　传统中医文化的普世性与其在未来医学中的地位

中医未来如何突破界域的限制，获得世界的普遍性认同而走向世界？这涉及中医是否具有普世价值的问题。中医的传统文化与未来医学模式之间是否是相符合的？

（一）中医"仁心仁术"的普世价值

"仁心仁术"，提倡人道主义的精神，这是普世价值最基本的价值原则。人道主义是"一种把人和人的价值置于首位的概念"[③]，是人类价值观念体系中占首要地位的规范集合体，就其实质来看就是把

---

① 魏慧、王强：《未来医学的宗旨与21个亮点》，《未来与发展》2010年第5期。
② 王冠丽：《医学不能拜倒在科学的脚下》，《科技中国》2006年第12期。
③ 《大英百科全书》，中国大百科全书出版社2007年版，第4页。

人当人看，使人成为人，善待一切人。传统中医文化所推崇的人命至重，尊重和关爱生命的精神，遵循仁爱救人。博施济众的宗旨体现了全球伦理最完美的价值原则即人道主义精神，是构建普世价值不可或缺的思想资源。"仁"是儒家的核心思想，"仁者爱人"，作为医生，对病人有爱心，这是天职，故曰"仁心"。如何表达医生的爱心？——要求医生施行"仁术"，这是对医生十分严肃的要求。现代医学是一门生物医学，许多治疗措施与技巧都是从动物身上练出来的。不少治疗手段，看来对某一个病可能已解除了，但会落下另一个终生遗憾。例如小孩发热，用抗生素治疗，热是退了，但耳朵却聋了！据报道，因此导致中国每年有三万儿童聋哑；又如胃溃疡潜出血，血止不了便把胃大部分切除；又如糖尿病足，病在脚趾上，治疗方法却把脚切掉，未能治愈又把腿切去了！这样的技术，就不能称为"仁术"。不论现代手术已发展到如何高明的程度，但大方向肯定是错了。中医学对不少急腹症，可以用"非手术治疗"治好。用"仁术"来考量，这才是未来医学的方向。

（二）中医"治未病"将是未来医学发展的方向

中医有句格言——"上工治未病"。这是一个重要的指导思想，它包括未病先防，已病早治，重点在于防病。西方医学也很重视预防，讲卫生。两者比较西医是消极的，中医是较为积极的。西医的预防讲外部的防御，如绝对无菌、消毒；而中医比较重视发挥人的能动作用，发挥人的抵抗作用。中医养生学，有几千年的积淀，内容十分丰富。未来医学必将把养生放在最重要的地位。富如美国也支持不了日益增长的天文数字般的医疗开支。一个高血压病人必须天天服药，药物有副作用，便要不断更换新药，新药新价格，价格越来越高，这才符合生财之道。中医的养生术、导引术既能防病又能治病。

中医学在长期的发展过程中形成了较为完整的预防学思想和有效的防治原则。中医"治未病"的预防学思想，包括未病先防、既病防变和愈后防复三个层面。"未病先防"是指在没有疾病的时候要预防疾病的发生。中医学强调在疾病未发生之前调摄情志、适度劳逸、合理膳食、谨慎起居，并倡导气功、太极拳等有益身心健康的健身方法，同时强调可以运用针灸、推拿、药物调养等方法调节机体的生理状态，以达到保健和防病作用，提高人们的整体健康水平与生活质量。"既病防变"是指对已经发病要防止疾病进一步地发展和恶化。是指早期诊治，根据人体阴阳失衡、脏腑功能失调的动态变化，把握疾病发生、发展与传变规律，以防止疾病的发展与传变。在疑难性疾病及慢性病治疗中采取积极的干预措施，达到阻止疾病进展的目的。如中医药在防止冠心病等心血管病向心衰的演变，减少糖尿病并发症的发生以及延长肿瘤病人的生存时间，改善生活质量等方面都具有一定的优势。"愈后防复"是指疾病初愈时，采取适当的调养方法及善后治疗，防止疾病复发，其是中医理论中的重要组成部分，向来为历代医家所重视，一直有效地指导着临床实践。

"治未病"是中医学的健康观，是中医学奉献给人类的健康医学模式，我们要充分发挥中医学特色和优势，以"治未病"为核心，突出亚健康干预，将慢性非传染性疾病控制在发生之前、传染病控制在感染前，在"治未病"的伟大社会实践中实现"人人享有健康"，有效地提高人类的健康水平。

中医的未来发展问题其实就是中医的现代化问题，但需要指出的是，"现代化"并不意味着"西化"，"中医现代化"不能与"中医西医化"画等号。在没有摸清自己的家底、西医已经取得支配地位的情况下，走所谓中西医结合道路，是否会实现中医现代化，产生中国特色的医学，这是有疑问的。中医走向世界的关键所在是中医的文化优势发挥。中医理论与西医相比优势不明显，中西医在医疗实践活动方面各有优势，而中医在文化上有优势。2007 年 10 月 15 日，卫生部长陈竺在太平洋健康高层论坛上表示，中医的整体观、辨证施治、治未病等核心思想如能得以进一步诠释和光大，将有望对新世纪的医学模式的转变以及医疗政策、医药工业甚至整个经济领域的改革和创新带来深远的影响。"用现代生物学手段，用中医原始和质朴的、讲究整体、注重变化为特色的治未病和辨证施治理念来研究亚健康以及慢性复杂性疾病，是东西方两种认知力量的汇聚，是现代医学向更高境界提升和发展的一种必然性趋势"——这是卫生部长陈竺对中西医两个医学体系前景提出的新观点。中医以养生预防保健为主的文化理念是符合未来医学发展需要的，充分发挥中医的文化优势，最终中医必将获得世界的普遍性认同。究其根源在于中医医疗理念是符合未来医学发展需要的。

如果说未来世界医学模式最终是以预防保健为主的医学，保健医疗终究会成为全球性的共识，那么中医的预防保健的文化理念可以很好地融入未来世界性医疗文化。而中医的地方性的预防保健文化，将具有普遍性的全球化医学文化属性。由此可以预测，当前西医是世界性医学，但是中医将来也会成为世界医学，也可能对于未来的预防保健医学来讲，中医的预防康复保健的医疗理念更容易被接受，更有资历成为未来的世界性医学。所以，中医将在未来医学中有较高的地位，但这种地位仍是有限的。

本章小结

科学及其文化是从人类早期的人文文化中孕育出来的，科学具有文化依赖性。从文化层面看，中医不仅比物理科学，而且比西医具有十分明显的文化依赖性。

中医的文化依赖性并不仅指它依赖于中国文化中的具体哲学陈述（如阴阳五行），而是指它依赖于文化的这种性质。严格定义上，如果一种科学知识必须依赖于它特定的文化背景（而不是说它可以从某种特定文化背景中产生而不依赖于这种文化背景），那么这种科学知识的地方性不是"local"而是"distrction"（笔者称为当地性），一种不依赖于任何文化背景的科学知识可以称为"global"，但不一定是普遍适用的"universe"。中医当然是产生于中国传统文化这个文化语境的。但从其产生与发展的历史看，它是兼容了各种中国的当地当时文化的，因此它过去不依赖于某种特定的中国当地文化，今后也不会依赖于所谓的中国传统文化，但它仍然是文化依赖的，这正是它的普遍性（universe）的地方性。

也就是说，中医的特点使它在未来的发展中可以不一定依赖于传统中国文化，但它必须在依赖于某种文化时才能表现出它的有效性。这一点导致中医与我们今天所谓的西医（可称为现代医学的当今形式）的差别，也导致我们可预见中医的未来发展很有希望。

最后，如果说西医也是一种文化，那么中医也可在依赖于西医文化时得到发展。这里似乎有一个矛盾，即西医是非文化依赖的，中医如何可能依赖它？笔者的解释是：正因为这个原因，所以我们现在的中西医结合之路是走不通的，即现在形式的中医与现在形式的西医在原则上是无法结合的。但是，我们可以称某种医学为下一阶段的中医或下一阶段的现代医学，其实是同一回事。我们暂时可展望这样一种医学，它是以数学与实验为主要研究方法的，同时还是以身心统一论为本体论的、预防或养身医学。因为预防或保健或养身医学的确具有明显的文化依赖性。

结束语

　　本书关于中医本性的揭示，主要是在当前学者对中医本性研究的分析基础上进行的。通过分析，我们发现当前国内学者对中医本性的揭示存在着研究视角的偏差，所以他们并没有全面系统地诠释中医的本性。本书立足于对现代科学哲学理论资源进行总结，纵观现代科学哲学的发展，关于科学本性的研究至今主要有逻辑的视角、社会历史的视角和文化视角三个方面。不过，这三个视角中指称的科学的内涵是不同的，显然指称的外延很可能几乎相同。逻辑视角视科学为科学理论，因此科学的本性就是科学理论的本性；社会历史视角视科学为科学活动（或实践）；而文化视角视科学为整个人类文化的一个子类。笔者认为，科学的最核心内容就是理论。因此，逻辑视角其实是研究科学独立具有的性质；社会历史视角其实是研究科学理论与其他非科学理论的事物共同具有关系层次；而文化视角则研究科学与其他非科学的事物形成的（文化）整体的新层次的属性。而科学的两大功能，即解释（说明）与预言，不仅体现在第一层次，也体现在第二层次和第三层次，不过在三个层次各自体现的方式是不同的。

　　因此，所谓的从（逻辑的）经典科学哲学，经（社会历史的）非经典科学哲学，再到科学文化哲学的发展轨迹其实是关于科学的不同逻辑层次属性的研究。然而，这三种科学哲学不仅表明三个不同层次的科学性的未完性，而且可以进一步提示不同类型的科学在三个不同层次的本性的不同的依赖性。

　　在这个分析的基础上，本书认为，从广义科学哲学视野看，当前国内学者对于中医本性的揭示都是不够全面的，都没有系统地利用当代科学哲学的资源。结合从经典科学哲学到非经典科学哲学再到科学文化哲学所揭示的科学三个层次的性质，对于中医本性的理解也应该从理论、实践和文化相结合的三位一体的视角来考察。中医理论形式规范性不足，中西医医疗实效各有优劣，而中医具有更强的文化依赖性，尤其依赖于中国传统文化。

总而言之，本书最终的目的是对中医本性的分析，提供一个新的视野，揭示出中医理论、实践和文化三位一体的本性，并对未来医学可能的发展前景进行一个简单的分析。当然，本书的研究并不能从根本上解决中医本性的问题，期待学界同人对中医本性进行更全面系统的揭示。

基于对中医本性更加简单、明晰的认识，本书认为中医本性的研究主要集中于中医的三个特点，即其经验性、类比思维和辩证法。关于前两者的研究，国内学者已有较清晰的认识，而对于中医本性更深入的研究，笔者认为可以基于辩证法的新认识，进行进一步的研究。

参考文献

一　著作类

[1] 潘吉星主编：《李约瑟文集》，辽宁科学技术出版社 1986 年版。

[2] 何裕民：《爱上中医——从排斥到执着》，中国协和医科大学出版社 2007 年版。

[3] 冯大彪、孟繁义、庞毅等主编：《中华文化精粹分类辞典·文化精粹分类》，中国国际广播出版社 1998 年版。

[4] 李经纬、余瀛鳌、欧永欣等主编：《中医大辞典》，人民卫生出版社 1995 年版。

[5] 李经纬、林昭庚：《中国医学通史》，人民卫生出版社 2000 年版。

[6] 李经纬、程之范主编：《中国医学百科全书·医学史》，上海科学技术出版社 1987 年版。

[7] 郑守曾主编：《中医学》（第 5 版），人民卫生出版社 2000 年版。

[8] 余岩：《余云岫中医研究与批判》，安徽大学出版社 2006 年版。

[9] 程雅君：《中医哲学史》（第一卷），巴蜀书社 2009 年版。

[10] 刘长林：《〈内经〉的哲学和中医学的方法》，科学出版社 1982 年版。

[11] 张锡纯：《医学衷中参西录》，河北科学技术出版社 1985 年版。

[12] 陈邦贤：《中国医学史》，商务印书馆 1937 年版。

[13] 邓铁涛：《中医近代史》，广东高等教育出版社 1999 年版。

[14] 孟宪鹏主编：《现代学科大辞典》，海洋出版社 1990 年版。

[15] 印会河、童瑶主编：《中医基础理论》（第 2 版），人民卫生出版社 2006 年版。

[16] 《辞海》（缩印本），上海辞书出版社 1980 年版。

［17］熊月之：《西学东渐与晚清社会》，上海人民出版社 1999 年版。

［18］［英］约·罗伯茨编著：《十九世纪西方人眼中的中国》，时事出版社 1999 年版。

［19］方舟子：《批评中医》，中国协和医科大学出版社 2007 年版。

［20］王校明：《认识中医》，北京科学技术出版社 2007 年版。

［21］胡文耕：《整体论》，中国大百科全书出版社 1995 年版。

［22］陈小野：《中医学理论研究》，中医古籍出版社 2000 年版。

［23］刘长林：《中国系统思维》，中国社会科学出版社 1990 年版。

［24］邢玉瑞：《〈黄帝内经〉理论与方法论》，陕西科学技术出版社 2005 年版。

［25］吾淳：《中国思维形态》，上海书店 1998 年版。

［26］黄建平：《祖国医学方法论》（第 3 版），湖南人民出版社 1985 年版。

［27］于尔根·哈贝马斯：《交往行动理论》（第一卷），重庆出版社 1994 年版。

［28］郭贵春等：《当代科学哲学的发展趋势》，经济科学出版社 2009 年版。

［29］吴彤等：《复归科学实践——一种科学哲学的反思》，清华大学出版社 2010 年版。

［30］D. 韦德·汉兹：《开放的经济学方法论》，段文辉译，桂起权校，武汉大学出版社 2009 年版。

［31］朱明：《中西比较医药学概论》，高等教育出版社 2006 年版。

［32］马伯英等：《中外医学文化交流史——中外医学跨文化传通》，文汇出版社 1993 年版。

［33］祝世讷：《中西医学差异与交融》，人民卫生出版社 2000 年版。

［34］王松俊：《辨证中医——对生命的哲学思考》，军事医学科学出版社 2008 年版。

［35］邓铁涛主编：《中医诊断学》（第 5 版），上海科学技术出版社 2006 年版。

［36］吴根友主编：《比较哲学与比较文化论丛》（第 1 辑），武汉大学出版社 2009 年版。

［37］刘理想：《中医存废之争》，中国中医药出版社 2007 年版。

［38］北京大学哲学系外国哲学史教研室编译：《古希腊罗马哲学》，
商务印书馆 1982 年版。

［39］赵洪钧：《近代中西医论争史》，安徽科学技术出版社 1989
年版。

［40］李经纬主编：《中外医学交流史》，湖南教育出版社 1998 年版。

［41］王继平：《近代中国与近代文化》，中国社会科学出版社 2003
年版。

［42］刘登阁、周云芳：《西学东渐与东学西渐》，中国社会科学出版
社 2000 年版。

［43］丁伟志、陈裕：《中西体用之间》，中国社会科学出版社 1995
年版。

［44］［美］弗·卡普拉：《转折点》，中国人民大学出版社 1989
年版。

［45］［德］文士麦：《世界医学五千年史》，人民卫生出版社 1984
年版。

［46］［美］费正清主编：《剑桥中国晚清史》，中国社会科学出版社
1985 年版。

［47］凌锡森、何清湖：《中西医结合思路与方法》，人民军医出版社
2005 年版。

［48］牛顿—史密斯主编：《科学哲学指南》，成素梅、殷杰译，上海
科技教育出版社 2006 年版。

［49］［奥］卡林·诺尔—塞蒂纳：《制造知识——建构主义与科学的
与境性》，王善博等译，东方出版社 2001 年版。

［50］［美］安德鲁·皮克林：《作为实践和文化的科学》，柯文、伊
梅译，中国人民大学出版社 2006 年版。

［51］赵万里：《科学的社会建构》，天津人民出版社 2002 年版。

［52］郭俊立：《科学的文化建构论》，科学出版社 2008 年版。

［53］［美］约瑟夫·劳斯：《知识与权力》，盛晓明、邱惠、孟强
译，北京大学出版社 2004 年版。

［54］吉尔兹：《地方性知识》，王海龙、张家瑄译，中央编译出版社

2004 年版。

［55］怀特：《文化科学》，浙江人民出版 1988 年版。

［56］王森洋、范明生：《东西方哲学比较研究》，上海教育出版社 1994 年版。

［57］何裕民：《差异·困惑与选择——中西医学比较研究》，沈阳出版社 1990 年版。

［58］朱熹集注：《论语》，上海古籍出版社 2007 年版。

［59］安东尼·吉登斯（Anthony Giddens）著：《社会学》（第 4 版），赵旭东、齐心、马戎等译，北京大学出版社 2003 年版。

［60］《大英百科全书》，中国大百科全书出版社 2007 年版。

［61］［美］罗蒂著：《后哲学文化》，黄勇编译，上海译文出版社 1992 年版。

［62］［美］诺里塔·克瑞杰：《沙滩上的房子——后现代主义者的科学神化曝光》，蔡仲译，南京大学出版社 2003 年版。

［63］于桂芬：《西风东渐——中日摄取西方文化的比较研究》，商务印书馆 2001 年版。

［64］张岱年：《中国思维偏向》，中国社会科学出版社 1991 年版。

［65］洪谦：《逻辑经验主义》，商务印书馆 1982 年版。

［66］Pellegrino E., Thomasma D., *A Philosophical Basis of Medical Practice*, New York：Oxford University Press, 1981.

［67］Suppe, F., *The Structure of Scientific Theories*, Urbana, IL：University of Illinois Press, 1974.

［68］D. Bloor, *Knowledge and Social Imagery*, Chicago. Uni. Press, 1991.

［69］B. Barnes, *Scientific Knowledge and Sociological Theory*, London：Routledge, 1980.

［70］Sandra Harding, Science is Good is "good to think with", in Andrew Ross ed., *Science Wars*, Dnke University Press, 1996.

［71］Rouse J., *Knowledge and Power：Toward A Political Philosophy of Science*, Ithnca and London：Cornell University Press, 1987.

［72］Frazer, James George, *The Golden Bough：a Study in Magic and*

Religion, Beijing: China Social Science Publishing House, 1999.

[73] Gidarot, N. J., The Victorian Translation of China—Jams Legge: Missionary Translation, Sinological Orientalism, and the Comparative Science of Religions in the 19th Century, Berkeley: University of California Press, 1999.

[74] Arthur Kleinman, *Patients and Healers in the Contxet of Cutluer*, Berkley: University of California Press, 1980.

[75] W. E. Bynum, *Scienee and the Practice of Medicine in the Nineteenth Century*, Cambridge: Cambridge University Press, 1994.

二 文章类

[1] 王先明:《近代新学与社会文明转型的几点思考》,《天津社会科学》2000 年第 2 期。

[2] 吴雄志:《解剖中医——寻找文明的足迹》,http://ilwxz. blog. 163. com/。

[3] 张功耀:《告别中医中药》,《医学与哲学》(人文社会医学版),2006 年第 4 期。

[4] 雷海鹏:《我对中医科学性的一点体会》,《自然辩证法研究通讯》1959 年第 1 期。

[5] 何清湖、周兴:《中医中药源远流长生机无限——剖析张功耀〈告别中医中药〉一文》,《中医药导报》2006 年第 10 期。

[6] 方舟子:《"废医验药"是发展中医药的必由之路》,《医学与哲学》(人文社会医学版)2007 年第 4 期。

[7] 何祚庥:《中医阴阳五行理论是伪科学》,http://tech. 163. com/06/1031/11/2UOQ0OPN00091537. html。

[8] 包含飞:《初议中医学是复杂性科学——中医标准化预备研究之二》,《上海中医药大学学报》2003 年第 2 期。

[9] 赖逸贵、李良龙:《探"中医现代化"之源立"中医科学性"之念》,《辽宁中医药大学学报》2009 年第 8 期。

[10] 喻秀兰、游胜虎、宋玉华、杨清龙:《论中医科学的四个层次》,《湖北中医学院学报》1999 年第 2 期。

[11] 关晓光、郭杨志、杜娟:《从阴阳说、五行说和元气论看中医

的科学性》，《中医药学报》2011 年第 4 期。

[12] 邬焜：《中国医学中的信息、系统和复杂性思想》，《西安交通大学学报》（社会科学版）2008 年第 4 期。

[13] 苗东升：《从复杂性科学看中医——发现中医的科学性》，《首都师范大学学报》（社会科学版）2008 年第 S1 期。

[14] 曹东义：《系统视野看中医的科学性》，《中医药通报》2011 年第 2 期。

[15] 孟静岩、张伯礼、胡永军：《从复杂性科学角度研究中医药学的概况》，《中国中医基础医学杂志》2005 年第 1 期。

[16] 邵雷、烟建华：《从历史的角度论中医的科学性》，《医学与哲学》（人文社会医学版）2007 年第 5 期。

[17] 常存库：《中医科学性论析》，《医学与哲学》（人文社会医学版）2007 年第 4 期。

[18] 周然、李俊：《中医学是完美的科学吗？——从科学哲学角度审视中医的科学性》，《中医杂志》2011 年第 8 期。

[19] 张姝艳：《关于中医研究视角之我见——兼与常存库教授商榷》，《医学与哲学》（人文社会医学版）2009 年第 1 期。

[20] 张春丽：《科学、非科学和伪科学划界与中医学的生存与发展》，《医学与社会》2011 年第 4 期。

[21] 张其成：《"气—阴阳—五行"模型的复杂性再探》，《中国医药学报》2003 年第 5 期。

[22] 冯前进、牛欣、王世民：《五行学说的非线性动力学原理》，《中国医学基础医学杂志》2003 年第 7 期。

[23] 陈徽：《什么是中医的科学性？——从阴阳五行论的解释框架说起》，《同济大学学报》（社会科学版）2009 年第 1 期。

[24] 董向辉、戴汝为：《从系统科学和系统复杂性的角度看中医理论》，《系统仿真学报》2002 年第 11 期。

[25] 许佳、王宜静：《从〈黄帝内经〉中的整体观再议中医科学性》，《中医药学报》2014 年第 4 期。

[26] 郭蕾、王永炎：《论中医证候中的复杂现象及相应的研究思路》，《中国中医基础医学杂志》2004 年第 2 期。

[27] 王永炎：《完善辨证方法体系的建议》，《中国天津第四届国际中医药学术交流会议论文集》，2004年。

[28] 吕冬梅、黄璐琦、杨洪军等：《浅谈中医药领域中的非线性特征及应用》，《世界科学技术》2004年第2期。

[29] 陈建南、靳小平、周华：《试从非线性角度看中医方剂实质》，《世界科学技术》2001年第3期。

[30] 姜杰：《中医科学性的思辨》，硕士学位论文，武汉理工大学，2005年。

[31] 祝世讷：《怎样科学地看待中医的科学性》，《山东中医药大学学报》2009年第1期。

[32] 杨玉辉：《中医是比西医更完美的科学》，《中国中医药报》2004年1月2日。

[33] 徐碧云、何志凌：《中医在现代的生存法则——访北京中医药大学王琦教授》，《中国中医药现代远程教育》2005年第5期。

[34] 关晓光、郭杨志、杜娟：《从阴阳说、五行说和元气论看中医的科学性》，《中医药学报》2011年第4期。

[35] 刘国伟：《中医在主要英语国家的跨文化传播研究》，山东中医药大学，2013年。

[36] 黄利兴：《对中医的科学性与未来走向的思考》，《医学与哲学》（人文社会医学版）2011年第11期。

[37] 吴彤、张姝艳：《从地方性知识的视域看中医学》，《中国中医基础医学杂志》2008年第14期。

[38] 张其成：《中医贯通了儒道释文化》，《市民》2007年8月10日。

[39] 《专家呼吁：不能让中医瑰宝在我们手上失落》，《新华日报》2006年10月22日。

[40] 颜德馨：《中医辨证思维与临床诊疗决策之优化》，《继续医学教育》2006年第19期。

[41] 张举正、蔡北源：《中医整体观是中医的特色与优势吗》，《医学与哲学》2002年第11期。

[42] 李小可、王阶、熊兴江：《中医学的经验基础论特征探讨》，

《中医杂志》2012 年第 5 期。

[43] 中国哲学史会中医哲学专业委员会：《中医哲学：思想、原创与机遇〈中国哲学史中医哲学专业委员会预备会暨中医哲学研讨会发言记录〉》，2007 年 1 月。

[44] 王平：《中医证候研究几个问题的思考》，《湖北中医学院学报》2004 年第 4 期。

[45] 刘锐：《大化流行与天人同构》，博士学位论文，黑龙江中医药大学，1996 年。

[46] 潘德荣：《走向理解之路》，《安徽师大学报》1992 年第 1 期。

[47] 张其成：《论中医思维及其走向》，《中国中医基础医学杂志》1996 年第 4 期。

[48] 赵中国：《论中医原创思维模式的象思维本质与科学性品质》，《中华中医药杂志》2015 年第 4 期。

[49] 付滨、张童燕、杨美娟：《中医科学化与辨证论治理念之形成》，《医学与哲学》2012 年第 5 期。

[50] 邢玉瑞：《取象比类——关于"思考中医"的思考之三》，《陕西中医学院学报》2006 年第 2 期。

[51] 黄志杰：《浅谈比类取象法在中医学中的应用》，《湖北中医杂志》2000 年第 8 期。

[52] 黄建惠、黄可达、黄可重：《〈本草纲目〉中治疗小儿夜啼药物初步探讨》，《时珍国医国药》2000 年第 7 期。

[53] 孟强：《科学划界：从本质主义到建构论》，《科学学研究》2004 年第 6 期。

[54] 任秀玲：《论中医学的理论医学特征》，《中华中医药杂志》2006 年第 6 期。

[55] 何裕民：《中西医学的自然观差异及其汇通趋势》，《医学与哲学》1987 年第 6 期。

[56] 刘华杰：《科学元勘中 SSK 学派的历史与方法论述评》，《哲学研究》2000 年第 1 期。

[57] 蔡仲：《社会建构主义述评》，《淮阴师范学院学报》2004 年第 4 期。

[58] 连冬花:《中医是科学:社会建构论的视角》,《学术论坛》2007 年第 4 期。

[59] 吴彤:《聚焦实践的科学哲学——科学实践哲学发展述评》,《哲学研究》2005 年第 5 期。

[60] 盛晓明:《地方性知识的构造》,《哲学研究》2000 年第 12 期。

[61] 吴彤:《从科学实践哲学和复杂性科学的双视角看中医学研究》,《医学与哲学》2010 年第 12 期。

[62] 吴彤:《两种"地方性知识"——兼评吉尔兹和劳斯的观点》,《自然辩证法研究》2007 年第 11 期。

[63] 高炜:《现代西医与传统中医医学模式之比较研究》,硕士学位论文,兰州大学,2009 年。

[64] 刘闯:《实验科学传统是环境问题的根源吗》,《科学文化评论》2008 年第 1 期。

[65] 冯慧卿、韩清民:《科学实践哲学视野下中医科学性探析》,《中国中医药现代远程教育》2010 年第 18 期。

[66] 杜治政:《关于医学文化人类学的研究》,《医学与哲学》1995 年第 1 期。

[67] 冯珠娣、艾理克、赖立里:《文化人类学研究与中医》,《北京中医药大学学报》2001 年第 11 期。

[68] 魏慧强:《未来医学模式——新世纪医学模式的思考探索和应用》,《中国未来研究会 2009 年学术年会论文集》,2009 年。

[69] 魏慧强:《未来医学的宗旨与 21 个亮点》,《未来与发展》2010 年第 5 期。

[70] 罗江孝、周向阳:《从"治未病"角度探讨中医的科学性》,《中医学报》2013 年第 11 期。

[71] 王冠丽:《医学不能拜倒在科学的脚下》,《科技中国》2006 年第 12 期。

[72] 朱清时:《中医学的科学内涵与改革思路》,《自然杂志》2005 年第 5 期。

[73] 李荣霞:《科学文化背景下的中医科学性争论及其反思》,硕士学位论文,西南大学,2011 年。

［74］李虹:《中医的科学性与中医存废之争》,《中医药管理杂志》
2011 年第 12 期。

［75］Linda W. Engel and Stephen E. Straus, "Development of Therapeu-
tics: Opportunities within Complementary Alternative Medicine",
Nature Reviews/ Drug Discovery, No. 1, 2002, pp. 229 - 236.

［76］CAM at the NIH, New Research Centers Announced, http: //nc-
cam. nih. gov/ news/ new sletter / 2006 _ winter/rescenters. html.

［77］Palsson B., "The Challenges of in Silico Biology," *Nat Biotechn-
ol*, Vol. 18, No. 11, 2000, pp. 1147 - 1150.

［78］Hood L, "A Personal View of Molecular Technology and How It
Has Changed Biology", *J Proteome Res*, Vol. 1, No. 5, 2002,
pp. 399 - 409.

［79］Mark Nichter, Introduction, in Mark Nichter, Anthropological Ap-
proach to the Study of Ethnomedicine, Switzerland: Gordon and
Breach Science Publishers, 1992.

［80］Taussig Miehael, "Reifieation and the Conseiousness of the Pa-
tient", *Social Science and Medicine*, No. 14, 1980.

［81］Engel GL., "The Need for a New Medical Model: a Challenge for
Biomedieine", *Science*, Vol. 196, No. 4286, 1977, p. 129.

［82］Carol D. Ryff, Burton H. Singer, "Biopsyehosoeial Challenges of the
New Millennium", *Psyehother Psyehos*, Vol. 69, No. 4, 2000.

［83］Huntington, S. P., "The Clash of Civilization?" *Foreign Affairs*,
Vol. 72, No. 3, 1993, pp. 22 - 49.

［84］Keller, Evelyn Fox, "What Impact, if any, Has Feminism Had
on Science?" *India Academy of Sciences*, Vol. 29 , 2004.

后 记

　　博士研学的三载岁月而今已不复在。在即将离开之际，和过去三年做一个道别，秉承着"为时代立言、为生民立命、为社会立法、为未来立向"的学术精神，曾经承载着怎样的学术信念，担负着怎样的社会责任，又以怎样的匆匆步履历经了那1000多个日子？回首一路走来的艰辛不易，给了我太多的感悟！岁月无痕，但它带给了我成熟、造化和熔于生命的信念。今天每一点成绩的取得，都不能不提对那些关心帮助支持我学业的老师、同学和亲人朋友的感谢。

　　首先感谢导师万小龙教授。老师严谨求实的治学态度、高屋建瓴的学术洞察力和克己宽厚的学者风范都给我深刻的印象，使我一生受益。特别是本论文从选题、开题、写作、修改到定稿，无不凝聚着导师的大量心血，谨此铭记。

　　感谢桂起权教授对于论文写作提供的有益指导和宝贵的修改完善的意见和建议。感谢欧阳康教授、张庭国教授课堂的言传身教，你们的渊博学识和崇高的风范，指引着我正确的"为人为学"的方向。

　　尤其要感谢家人多年来对我学业的理解和支持。他们是我生命中永远的依靠和支持，是我前进的动力；他们的殷殷希望，激发我不断前行。如果没有妻子李娟娟独自承担抚育幼子，并替我尽孝，协助老父亲照顾多年卧病的母亲，我无法想象自己将如何度过这段极具挑战性的学习生涯，衷心祝愿我的亲人们健康幸福！

　　在论文即将付梓出版之际，我的心情无法平静，论文的完成远非终点，文中的不足和浅显之处是我新的征程上一个新的起点。